JN426661

방사선임상실습지침서

방사선임상실습연구회

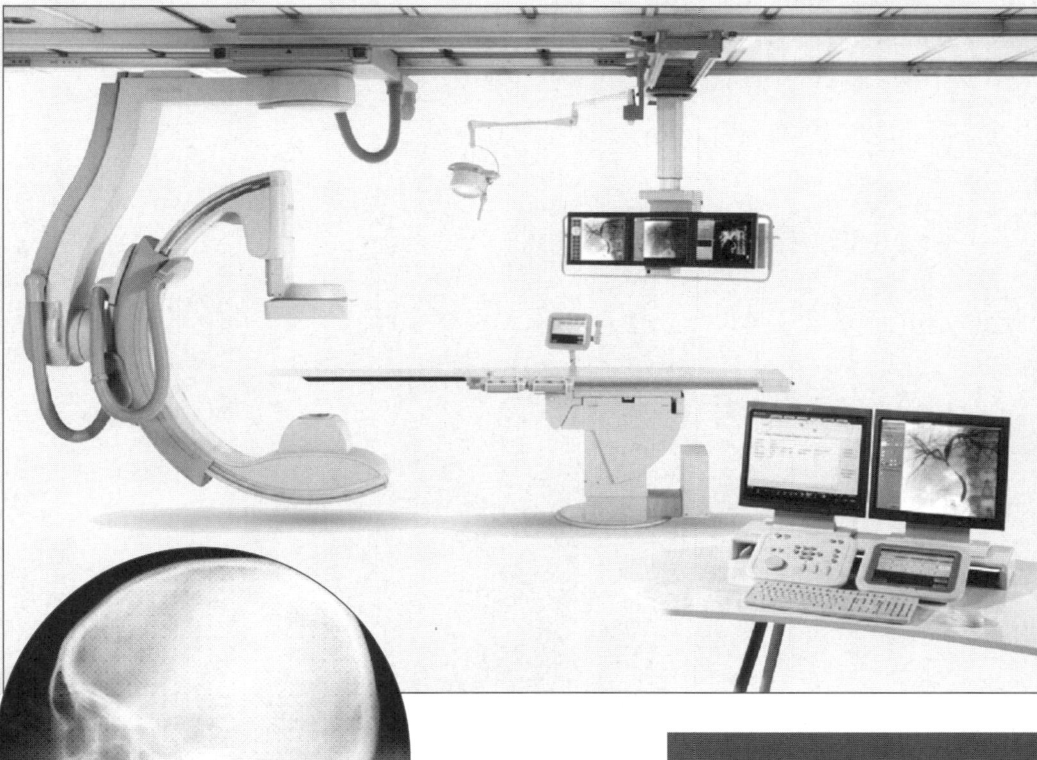

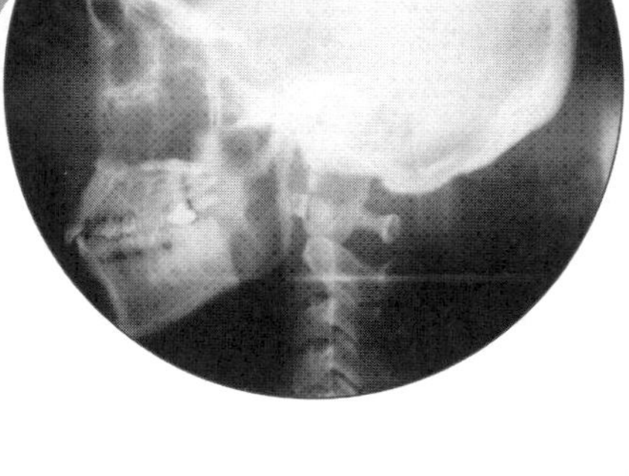

청구문화사

머리말

방사선학적 검사기술에 대한 의료기관에서의 임상실습이 정규교육과정에서 도입되어 1993년도부터 제도적으로 시행된 이래 어언 15년의 세월이 흐르면서 방사선과의 대학교육과정도 전문학사와 학사과정이 병행되고 있다. 그간의 방사선의료기술도 아날로그 기술환경에서 디지털환경으로 변화되어 의료기관의 시스템도 방사선과에서 영상의학과로, 치료방사선과에서 방사선종양학과로 탈바꿈하게 되었다.

따라서 방사선학적 검사기술도 영상의학적 검사기술로 그 범위가 넓어져 디지털 영상기술시스템에 적합한 임상실습지침서의 발간이 대학과 임상현장에서 요구되어 왔다.

한편 대학의 방사선과 교육과정도 3년제에서 4년제로 지향되고 교육과정의 기간 연장추세로 나아가고 있다. 그러나 대부분의 대학에서 1학기당 16주간의 임상실습이 진행되고 있으므로 적용범위가 넓어진 영상의학 분야, 핵의학 분야, 방사선치료기술 분야 등 3개 분야의 한정된 시간 내에 학생들로 하여금 실습의 모든 과정을 숙지하기에는 한계가 있어 왔다.

본서는 16주간의 1학기당의 효율적인 임상실습의 진행과 학생스스로 예/복습을 할 수 있는 임상실무지침서로서 출간하게 되었다.

각 단원별로 요점을 정리하여 임상실습 과제의 중요한 Key point를 제시하고 예시를 통한 연습문제의 해결을 스스로 작성할 수 있도록 하였다. 나아가서 제도가 강화되고 있는 각 part별 품질관리 기준과 화질평가를 중심으로 실습을 지도할 수 있도록 방향을 제시하고 그 개념을 확립하는데 길잡이가 되고자 하였다.

향 후 개정증보판을 통하여 양질의 지침서가 되기 위한 독자여러분의 사랑과 아낌없는 충고를 부탁드리며 그 간 본서가 나오기까지 집필과 교정을 통하여 많은 도움을 주신 여러 교수님들 임상현장의 지도강사 선생님들에게 깊은 감사를 드린다.

끝으로 Report 등의 과제는 각 단원별로 주어져 있으므로 무엇이 중요한 기술인지 학생스스로 요점정리 할 수 있도록 하여 국가시험 실기시험에도 응용, 대비 할 수 있기를 간절히 바란다.

2008. 12

방사선임상실습 연구회

목 차

방사선사 윤리강령

-. 방사선사는 인간존중에 최우선하는 직업윤리를 실천해야 한다.

-. 방사선사는 심오한 학문적 연구와 발전적 기술향상을 위하여 평생 교육에 힘써야 한다.

-. 방사선사는 방사선 관리의 적정을 기하여 환자에 대한 피폭선량 경감을 위하여 노력해야 한다.

-. 방사선사는 국민의료봉사를 행함에 있어 직업적 품위를 지키며 사회적 신뢰를 받기 위해 노력해야 한다.

-. 방사선사는 국민보건향상의 일익을 담당하는 전문직업인으로서 긍지를 갖는다.

임상실습지 현황

1차 실습(기간 : 년 월 일부터 월 일까지)	
실습기관	
주　　소	
전화번호	
지도방사선사	
비　　고	

1차 실습(기간 : 년 월 일부터 월 일까지)	
실습기관	
주　　소	
전화번호	
지도방사선사	
비　　고	

임상실습 동의서

학　　과	
학　　년	
학　　번	
성　　명	
생년월일	

상기 본인은 방사선학과 재학생으로 학교에서 지정하는 기관(　　　　　　　) 에서 실습을 실시함에 있어서 실습기간(　　　　　　　~　　　　　　　) 중 학생으로서 본분을 지키고 해당기관의 규율을 엄수하며 임상실습시 과학적이며 이론적인 지식의 재정립과 임상에서 시행되는 효율적인 기술을 습득할 수 있도록 열과 성의를 다하여 노력하겠습니다. 아울러 실습도중 본인의 부주의로 인한 사고에 대해서는 본인과 학부모가 전적으로 책임질 것을 확약하고 이에 보호자의 연서로 동의서를 제출합니다.

년　　월　　일

위본인 :　　　　　　인

보호자 :　　　　　　인

________________대학교 학(총)장 귀하

임상실습생 인적사항

학　　과 :

학　　년 :

학　　번 :

성　　명 :

주민등록번호 :

주소(연락처) :

휴대폰 번호 :

전 화 번 호 :

지 도 교 수 :

학과 연락처 :

출석부

성　　명 :

학　　번 :

월　일	월　일	월　일	월　일	월　일	월　일
월　일	월　일	월　일	월　일	월　일	월　일
월　일	월　일	월　일	월　일	월　일	월　일
월　일	월　일	월　일	월　일	월　일	월　일
월　일	월　일	월　일	월　일	월　일	월　일
월　일	월　일	월　일	월　일	월　일	월　일
월　일	월　일	월　일	월　일	월　일	월　일
월　일	월　일	월　일	월　일	월　일	월　일

출 석 : ○　　결 석 : /　　지 각 : ×　　조 퇴 : △

출석(　　)일 / 결석(　　)일 / 지각(　　)회 / 조퇴(　　)회

확인자 :　　　　　　인

제1장 서 론

1. 임상 실습에 대한 종합 주의사항
2. 임상 실습생과 임상실습지도 방사선사와의 관계
3. 기타 주의사항
4. 실습내용
5. 방사선정보 시스템

제1장 서 론

임상실습에 대한 오리엔테이션

1) 진단(방사선) 부문

2) 방사선치료 부문

3) 핵의학 부문

4) 치과(방사선) 부문

5) 실습장소(촬영실, 검사실)

6) 영상의학과 평면도

임상실습 일정표

1) 긴급연락처

- 대학병원(TEL : FAX :)
- 영상의학과접수 (TEL : FAX :)
- 방사선사실 (TEL : FAX :)
- 방사선종양학과 (TEL : FAX :)
- 핵의학과 (TEL : FAX :)
- 대학 방사선학과(TEL : FAX :)

2) 집합장소(예)

- 일반촬영 Ⅰ·Ⅱ : file check corner
- X선 CT : 검사실
- 투시조영 : 검사실
- 심장카테터 : 검사실
- 혈관조영 : 검사실
- 청결구역에서는 전용 슬리퍼, 모자, 마스크를 착용
- 고도 구명구급 center : 검사실
- MRI : 검사실
- 방사선치료 : 검사실
- 핵의학 : 접수 앞 대기실(입·퇴실 시 필히 기록하고 전용슬리퍼로 교체)
- 수술실 : 수술실로 들어가는 입구 앞
- 치과대학 : 치대대학병원 방사선과 접수대 앞

임상실습생의 주의사항

1. 임상실습에 대한 종합 주의사항

1) 실습목적

2) 실습시설

3) 실습내용

4) 의료 정보시스템

2. 임상 실습생과 임상실습지도 방사선사와의 관계

1) 임상 실습생의 교육을 임상실습지도 방사선사에 주도하에 이루어지며 정해진 실습지도 원칙과 방침에 따라 지도하고, 실습생도 실습병원의 규범과 규칙에 따라야 하며 성실한 자세로 실습에 임해야 한다.
2) 임상 실습의 현장은 환자와 직접 맞추지는 공간이므로 환자에게 불쾌감을 주는 언행을 엄격히 삼가해야 한다. 또한 내 행동은 언제나 환자들로부터 주시의 대상임을 잊지 말아야 한다.
3) 임상 실습을 통해서 알고 얻은 진료정보를 결코 누설해서는 안 된다.
4) 임상 실습 중에는 통제된 행동을 해야 하며 실수가 용납되지 않는다.
5) 임상 실습 중 방사선 피폭경감에 노력해야 한다. 또한 원내감염 등의 예방에 세심한 주의가 필요하다.
6) 임상 실습 중에는 실습에 충실해야 하며 개인의 건강유지를 위해서도 노력해야한다. 실습지도 방사선사와는 물론 의료팀간의 커뮤니케이션과 상호 이해와 협력을 위해 노력해야 한다.

3. 기타 주의사항

「모든 방사선 의학기술은 환자에 집중되도록 한다」라고 하는 방사선 진료의 원칙은 어떠한 경우에도 먼저 전제된다. 따라서 환자에 대한 대응은 환자를 우선 하는 원칙에서 벗어나서는 안 된다. 또한 어떠한 경우라도 실습생 단독으로 환자를 촬영할 수 없으며, 환자를 실습삼아 촬영한다거나, 실습생끼리 촬영하는 행동을 해서는 안 된다.

4. 실습내용

1) 검사목적의 확인

- 진료의사는 무엇을 원하고 있는가?
- 어떤 진단 정보가 필요한가?

2) 환자의 대응

- 환자 확인
- 환자 상태관찰
- 환자 협조와 설명

3) 장치의 조작법

- 장치의 취급방법, 감광재료, grid 등의 선택
- 환자의 고정
- 피폭 제어
- 점검관리와 고장시의 대응

4) 촬영한 영상평가

- 진단에 필요한 화질을 만족하고 있는가?
- 필요한 부위가 촬영되어 있는가?
- Positioning, 촬영조건은 적정한가?

5) 방사선사로서 자각

- 의사, 간호사와의 communication
- 흰 가운의 의미
- 갱의의 의미
- 정보 보호 의무
- 방사선 안전 관리

5. 방사선정보 시스템(radiology information system)

1) 도입목적

(1) 환자서비스 향상

- 환자안내판 : 비디오 안내판
- 접수안내판(간이지도, 화장실)의 자동 발행
- 입원환자 전용 접수기의 설치
- 긴급 연락용 인터폰과 TV 설치
- Wrist band에 환자 간 착오 방지

(2) 촬영업무의 간편화

- RIS와 X선발생장치 · CR · DR modality의 연동
- 농도, 대조도 자동조정기구의 적극적 활용
- 환자와의 대화시간 확보
- 과거 영상이나 report 참조
- 전자 manual의 탑재

(3) 정보의 확실한 전달과 2차 이용

- 촬영의뢰와 회계정보를 online화
- 상세한 환자정보의 공유에 의한 정밀검사 실시와 부실검사의 방지
- 조사선량 기록의 자동화, 환자 부위별 피폭선량의 기록, 실적 데이터 해석에 의한 업무운용의 효율화와 평가

(4) Full PACS에 대응한 영상의 100 % 디지털화

- Multi-modality 영상진단이나 3D 영상에 의한 진단정도 향상
- 과거 영상과의 신속 비교에 의한 진단 정밀도 향상
- 영상보관, 관리의 용이화, 공간 축소
- 의학교육을 위한 영상 데이터베이스 작성
- 진단능력우선지향(최적의 화질)에 의한 필름과 모니터 진단의 사용 분리

(5) Reading report의 전산화

- 검사 order 발생에서부터 report 착신까지 시간 단축
- PACS와 연동(영상의 동적 링크)
- Key board 입력(음성입력)
- Report database화에 의한 연구적 사용

2) 영상검사의 Ordering

(1) 영상검사 Order의 입력

- 환자진료기록카드의 진료기록전자카드 가동 · 로그인
- 환자 ID의 입력
- 진료과 선택 → 지정 의사 선택 → 영상검사 order 선택
- 검사부위 menu 선택
- 의료정보 · 병명(region) · 검사목적 · 별도 및 추가 의뢰 · 병력(history) · summary 입력

(2) Order 접수

- RIS 단말 menu - 접수를 선택, 환자 ID의 입력과 검사
- 검사부위 · 내용에 의한 검사실(zone) 자동 분배
- 각 검사실 앞의 환자 안내판, 비디오 안내판에 접수번호 표시

(3) 각 검사실에서의 RIS 단말기의 환자표시

(4) 환자선택과 order 내용확인

(5) 환자 호명과 촬영

(6) 촬영 실적 data 입력, 확인, 종료처리

3) 영상의 처리과정(일반 촬영실의 예)

(1) 촬영 후 IP의 처리

- IP reader기의 선택(AQ / 통상)과 카셋트 삽입, 영상조정
- 장착 카셋트 IP의 취급

(2) Film 확인

- Film 확인(1영상 / 2영상 / A-P / P-A / 상하 / 좌우 / 선량)
- Order 내용과 촬영 film의 소개

(3) Film 반송

- 통상과 지급반송

(4) 각 단말기 상에서 영상 확인

4) 회계 · 조사기록 정보의 흐름

(1) 회계 · 조사기록 정보의 내용

(2) Online 회계와 offline 회계(기장표)의 차이

MEMO

MEMO

제2장 영상의학과

Ⅰ. 일반촬영

일반촬영에서는 가슴부위(흉부, 심장), 뼈, 유방 등의 연부와 소아, 단층, 골밀도 및 병실 등의 촬영을 중심으로 견학·실습을 한다.

실습내용

1. 검사목적의 확인

- **검사를 의뢰한 의사는 무엇을 원하고 있는가?**

- **어떤 정보가 필요한가?**

→ 어떤 촬영을 어떠한 순서로 하는가?

(실습지도 방사선사의 지도하에 환자 care, positioning, 촬영조건설정 등 촬영의 모든 과정을 익힌다.)

2. Patient care service

- **의료인으로의 마음가짐과 태도는 어떻게 할 것인가?**

- **환자와의 대화 및 효과적 communication 방법은 무엇인가?**

- **환자관찰과 확인은 어떻게 할 것인가?**

- **Wheel chair, Stretcher, 보청기 및 목발환자의 효과적 care 방법은 무엇인가?**

- **환자심리를 어떻게 파악할 것인가?**

- **환자로 하여금 신뢰를 얻는 방법은 무엇인가?**

  → 환자의 불안을 제거

대학병원을 찾아 진찰을 받고 있는 환자는 위독한 상태가 대부분이며 평온을 유지하고 있는 것처럼 보여도 더욱 정신적 부담을 가지고 있는 것을 이해하고 응대 할 필요가 있다.

검사를 효율적으로 하기 위해서 촬영과정을 잘 설명하고 검사에 협력하도록 한다. 환자에게 불쾌감을 주지 않는 태도나 지시의 방법을 배워야 한다.

환자로부터의 검사에 관한 질문이나 상담에는 무책임한 답변을 하지 않는다.
→ 전문용어를 피하고 알기 쉽게 대답할 수 있어야 한다. 자주 질문하는 내용에 대하여 효과적으로 답변하기 위한 답변지침을 준비한다.

3. 촬영법의 재확인

- **진단학적 요구를 만족하는 양질의 영상이란?**
  - 올바른 positioning
  - 최적한 촬영조건(물리적 인자)
  - 최적의 현상조건
  - 목적에 적합한 화질(사진 농도, 선예도, 대조도, 입상성)

- **모든 촬영의 체계는 아래와 같다.**

1. 촬영목표(목적)

2. 촬영 조건

3. Positioning

4. Center

5. X선의 입사점 및 각도

6. 촬영범위

4. Positioning과 환자의 협력여부와 범위

1) 탈의의 범위와 필요성을 설명한다.

2) 촬영에 방해되는 artifact 요수를 제거한다.

→ 헤어핀, 목걸이, 귀걸이, 의치, 반지, 습포약(cataplasm), 단추, 갈고리, 넥타이핀, 헤어밴드, 장발 등 촬영범위를 고려해서 장해음영이 될 이물질은 제거한다.

3) 어떻게 하면 보다 편안하게 촬영할 수 있는가?

→ 불안정한 자세를 피한다. 고정기구(모래주머니, 베개, 스펀지, 발포 스티로폼, 고정 밴드, wedge, angle)의 사용한다.

4) 환자에게 무리한 자세를 요구하지 않는다.

→ 환자가 취하기 힘든 자세를 요구하지 말고 무리하게 촬영하지 않고 응용자세를 적용한다.

5. 장치의 조작법

1) X선관, 테이블, 제어장치 등의 취급방법을 숙지한다.

2) 환자의 안전을 확보하여야 한다.

→ 추락에 대한 예방과 CPR 교육

3) IP cassette size를 파악한다.

14×17 inch : cm × cm

14×14 inch : cm × cm

10×12 inch : cm × cm

8×10 inch : cm × cm

※ 시작 업무점검에는 어떤 항목이 있는가?

-
-
-
-
-
-
-

4) 피폭감소를 위해 노력한다.

→ 환자, 도우미, 의사, 방사선사의 피폭경감을 위해 노력한다. 조사야를 카세트 크기 이상으로 넓히지 말고 촬영조건(재촬영을 방지) 설정에 신중을 시하고, 생식선 방어를 해야 한다.

5) 촬영조건의 설정은 적절하게 한다.

→ 관전압, 촬영거리, 관전류와 촬영시간은 물론 초점 크기와 여과판의 사용과 격자의 사용 등 촬영조건설정에 영향을 주는 인자를 최적의 상태가 되도록 조절한다.

6. 보조기구의 사용방법

- **보조기구를 언제, 어떻게 사용하는가?**
  - Apron
  - 고정기구
    - · 모래주머니
    - · 베개
    - · 스펀지 & 발포 스티로폼
    - · 고정밴드
    - · 체위지지기

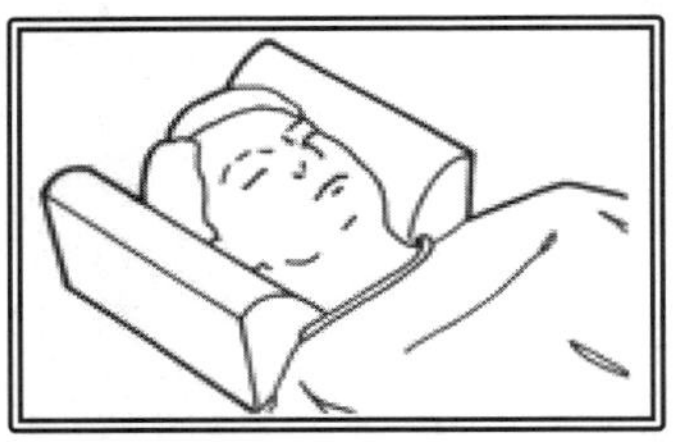
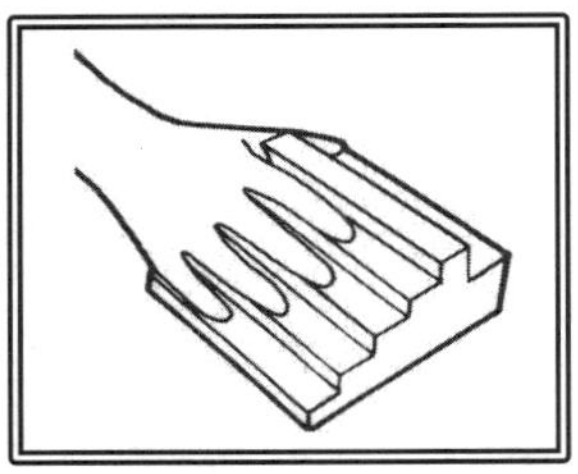
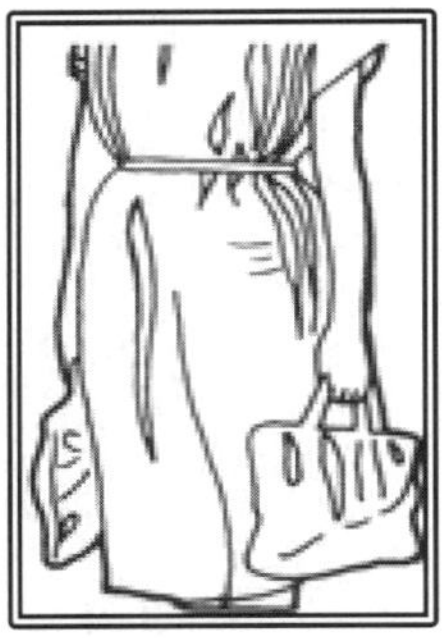

- **Filter**
- **Protector(생식기 및 갑상샘 포함)**
- **분할용구**
- **각도계**
- **마크(좌 · 우, 선 · 누운 자세, 각도, 시간 등)**

→ 판독하는 사람은 사진에 들어있는 정보 밖에 알지 못한다. X선 사진은 환자의 방향에 맞는 위치에서 판독한다.

7. CR의 기본조작

1) CR system의 기본구성 · 원리는 사전에 숙지하고 있어야 한다.

◆ 기본조작

· IP(cassette) : size, 방향

· Film의 출력 format

· IDT : 촬영부위의 선택

· EDR의 설정(자동, 고정, 수동)

◆ 해독기 : cassette 삽입방향

2) CR의 기본구성

<hard면>

<soft면>

3) CR의 화질결정인자

8. 각 일반촬영실의 특징

제(　　)촬영실 : 신생아 · 소아(~10세) 촬영

1) 영유아 소아촬영의 특징

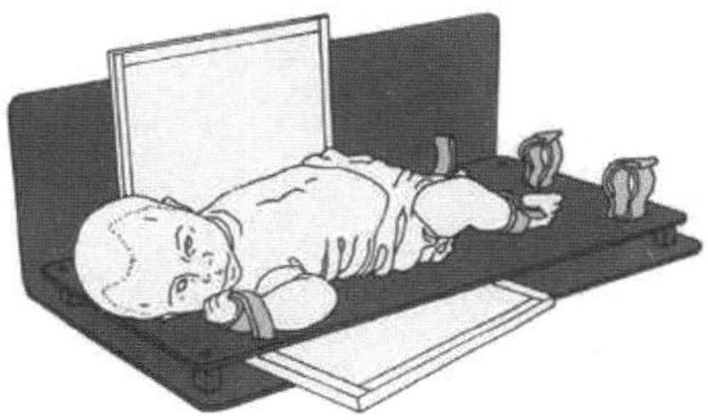

- 영유아는 움직임이 많다.
- 해부학적 특징

2) 촬영시의 주의 점

- 보호자에게 설명과 협력 요청(특히 어머니나 여성인 경우는 임신 가능성 확인)
- 보조기구의 사용
- 도우미
- 안전성을 고려
- 피폭저감

3) 촬영장치

- X선 장치 초점, 출력

4) 촬영대와 보조기구의 사용법

- 촬영대(erect, supine)
- 보조기구

5) 촬영법과 순서

- 의뢰내용의 확인
- 촬영대, 보조기구의 선택
- Positioning과 협조법
- 협조자의 피폭방어

- 조리개와 성선방어
- 촬영의 타이밍
- 촬영조건 : 관전압, 촬영시간, FFD, Grid
- CR 처리

6) 영유아, 소아촬영의 특징

-
-
-
-

7) 촬영시의 유의사항(성인의 촬영과 비교)

-
-
-
-

8) 촬영장치, 촬영대, 보조기구의 특징과 사용법

-
-
-
-

제(　　)촬영실 : 다목적 검사

입원환자의 가슴·배부위검사 척추, 긴뼈(장골, long bone)계측검사, 휠체어 또는 침대에 의한 이동진료 환자의 검사

1) 가슴부위(흉부)촬영

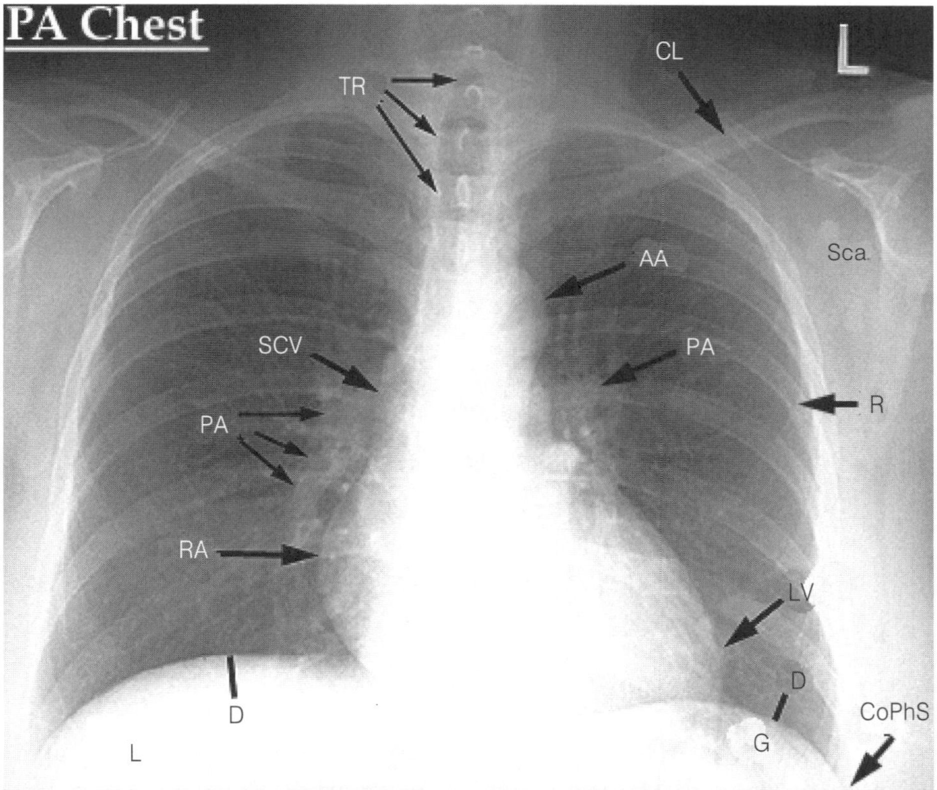

PA : Pulmonary Artery	LV : Left Ventricle
TR : Trachea	D : Diaphragm
CL : Clavicle	G : Gastric Air Bubble
AA : Aortic Arch	L : Liver
SVC : Superior Vena Cava	Sca : Scapula
RA : Right Atrium	R : Rib
CoPhS : Costiophrenic Sulcus	

(1) 가슴부위(흉부) 검사 특징

※ 고관전압 검사

※ 심흡기 & 심호기 검사(inspiration & expiration)

※ 원거리 검사(180 cm)

(2) Chest PA & AP

환자의 상태가 선자세에서 검사를 할 수 없을 때 시행되며 허파병소의 검사에 있어서 보충적인 검사로 시행되는데 주로 이동검사가 많다.

(3) Chest 촬영에서 주의 점

① 가능한 선(erect)자세

→ 허파혈관의 충혈을 방지하고 가로막(횡격막)을 가장 낮은 위치로 이동시키기 위해.

② Chest 검사 시 누운 자세를 하면

→ 배안(복강) 내의 장기와 가로막(횡격막)이 위쪽으로 이동, 가슴우리(흉곽) 내의 장기가 압박되며, 허파야가 최대로 확장되는 것을 방해한다.

③ Chest 검사 시 왜곡

→ 후전자세(PA)에서 약간의 회전이 되었음에도 심장에 있어서는 현저한 왜곡을 초래한다.

④ Apex를 빗장뼈(쇄골) 위로 나타내기 위한 자세

→ 양측 어깨에 힘을 빼고 양측 어깨를 충분히 detector에 밀착시킨다.

⑤ 심흡기(inspiration) 검사 시

→ 환자에게 좌상(strain)이 없으면 폐 안의 공기량은 첫 번째 호흡시기보다 두 번째 호흡시기에 많아진다(비만형 환자일 때 적용하면 매우 효율적이다).

⑥ 공기가슴증(기흉, pneumothorax)

→ 공기가슴증이 의심 될 때 흡기 때의 X선 사진에서 뚜렷하지 않게 나타날 수 있는 가슴 안(흉강)에 있는 적은 양의 유리공기(free air)를 확실히 나타내기 위해 심흡기 때와 심호기 때 두 번 검사한다.

Erect로 검사 한 chest PA 영상에서(아래사진) 가로막(횡격막) 바로 아래 초승달 모양으로 가스 음영이 보이는 경우가 있는데, 이것을 자유롭게 돌아다니는 air라 해서 free air라 한다.

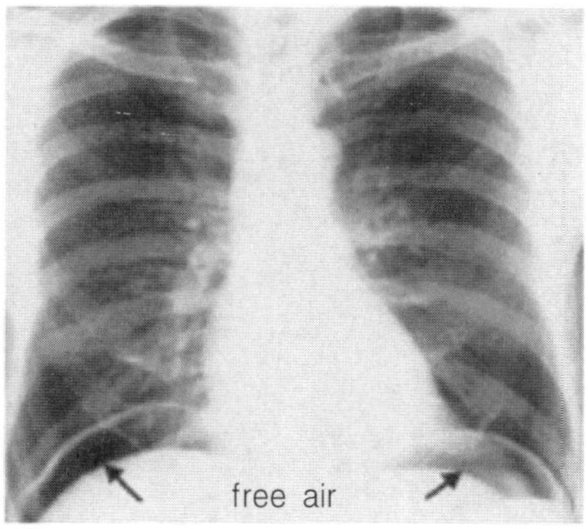

Free air가 발생하는 이유를 알아본다.

⑦ FFD 180 cm

→ 심장음영의 확대를 줄이고 섬세한 폐구조의 선명한 윤곽을 얻을 수 있다.

⑧ 생식샘 차폐

→ 환자의 생식샘, 특히 임신여성과 가임여성의 생식샘은 방어용 기구로 방사선을 차폐해 주어야한다.

(4) 검사 시의 유의할 점

- 목적의 확인
- 환자의 상태 파악
- 장해음영의 제거
- Positioning
- 호흡정지
- Exposure time

(5) 침대 또는 휠체어 환자의 검사법

Supine, Sitting, AP에서의 검사

(6) 가슴부위(흉부)검사법

- 정면 P-A(원칙적으로 erect position)
- Lt. lateral, Rt. lateral
- Both oblique(RAO, LAO)
- Supine 정면
- Lateral decubitus(흉수, 기흉)
- 허파꼭대기(폐첨) 검사

(7) 검사조건

관전압(고관전압 검사), 부가 필터

(8) CR 처리

Standard, HQ

2) 복부촬영

- 목적의 확인 - 복부단순 또는 KUB
상복부 또는 하복부
- Erect or supine - 장치선택
- Positioning
- 호흡방법

3) 긴뼈(장골, long bone)계측검사 : 척추뼈, 팔, 다리 검사

(1) 목적의 확인

- Erect인가, supine인가, 정면인가, 측면인가
- 중간 position, 좌우 flexion, 전후 flexion
- 장착기구의 유무

(2) 검사준비(cassette 준비)

- Cassette 선택, IP size와 매수
- 출력 format, EDR의 선택

(3) 검사법

- 검사범위의 확인
- Positioning
- 생식선 방어

(4) Image processing

Record 1. 가슴부위(흉부)검사

(1) 검사 시의 유의점

-
-
-
-

(2) Bed 또는 wheelchair의 환자검사

-
-
-
-

(3) 가슴부위검사법

-
-
-
-

(4) 검사조건의 특징

-
-
-
-

Record 2. 복부검사의 주의점

-
-
-
-
-

Record 3. 긴뼈(long bone)계측검사 : 척추뼈, 팔, 다리 검사의 유의사항

-
-
-
-
-

제(　　)촬영실 : 가슴부위전용검사실

• 외래, 입원환자의 erect 가슴부위전용검사실

FCR9501(HQ)과 X선관의 자동 isoc entering 기구(2조)

1) 검사업무의 흐름을 이해

- 조작실에서의 작업
  RIS 단말의 조작 → IDT의 조작
- 환자 호명과 본인 확인
- 탈의 유도 / 검사복 착용
- 장해음영의 제거
- 크기의 선택
- Positioning
- 호흡정지
- 검사 이후의 지시

2) 검사의 약속사항

3) 촬영법의 이해와 실천

① 가슴부위촬영법의 습득

- Positioning
- X선 중심점은 어디인가?

② 응용편

- 앉은 자세(sitting)의 촬영 활동
- 위팔(humerus)을 들어올리기 어려운 사람의 촬영

4) 가슴부위촬영의 순서

-
-
-
-
-
-
-

5) 정면상 심장대혈관 음영

Rt. 제1궁 : 상행대동맥 ㉦오름대동맥(ascending aorta)
Rt. 제2궁 : 우심방 ㉦오른심방귀(right atrium)

Lt. 제1궁 : 대동맥궁 ㉦대동맥활(aortic arch)
Lt. 제2궁 : 폐동맥(간) ㉦허파동맥(줄기, pulmonary trunk)
Lt. 제3궁 : 좌심방 ㉦왼심방귀(left atrium)
Lt. 제4궁 : 좌심실 ㉦왼심실(left ventricle)

제(   )촬영실 : Bone을 중심으로 전신검사

① 환자의 호명과 실명확인

② 탈의, 장해물의 제거

③ 검사부위의 확인

→ 의사의 의뢰목적, 검사부위의 확인

④ IP size의 선택과 설정

→ 검사범위는? 분할이 가능한가? 머리까지 세밀한 정보가 필요한가?

⑤ Grid의 사용유무

→ 검사부위의 두께와 선질을 고려한다.

⑥ 검사거리의 설정

⑦ 입사각도의 설정

⑧ Positioning

→ 좌우대칭검사 (비교를 위해서), 구도, 구성, marker의 방향

⑨ 고정 → 불안정한 자세를 피한다.

⑩ 검사조건의 설정

⑪ X선 조사 시 → 환자로부터 눈을 멀리하지 않을 것

⑫ 종료, 환자 퇴실 유도

검사 순서를 스스로 기록해 보도록 한다.

1.

2.

3.

4.

5.

6.

7.

8.

9.

10.

11.

12.

제(　　)촬영실 : 골밀도검사

1) 골밀도검사실(골염정량실)

(1) 검사의 순서를 이해한다.

① 전회(old study)의 검사부위 및 결과 확인
② 환자의 호명과 실명 확인
③ 탈의 및 장해물 제거 지시
④ 검사부위 확인
→ 의사의 의뢰목적 확인
⑤ Positioning
⑥ 환자의 고정
⑦ 검사 parameter 설정
⑧ X선 조사
⑨ 종료 · 환자 퇴실 유도
⑩ 골밀도의 해석

(2) 검사 전 확인사항

조영제를 사용하는 검사가 있는 환자는 그 검사를 시행하기 전에 골밀도 검사를 시행하고, 이미 조영제를 사용하여 검사를 시행한 환자는 조영제가 다 배설되고 난 이후 골밀도 검사를 시행한다.

검사 부위에 수술 후 방사선 흡수에 영향을 미치는 금속성 보조기구 등을 삽입한 환자의 경우 정확한 골밀도 수치를 얻을 수 없으므로 검사를 시행할 수 없다.

(3) 검사 전 준비사항

환자의 키와 몸무게를 측정한다.

환자에게 검사에 방해가 되지 않는 범위에서 탈의 장해물을 제거하거나 검사복으로 갈아입도록 안내한다.

(4) 환자자세

◆ L-spine AP

환자는 검사 table 위에 바로 누운 자세로 하고 무릎을 최대한 구부리거나 보조기구 위에 다리를 올려 허리뼈활(요추만곡)을 최대한 줄여 허리를 table에 밀착시킨다. L-spine이 충분히 포함되도록 laser beam으로 center 위치를 조절한다.

◆ Femur

환자는 검사 table 위에 바로 누운 자세가 되게 하고 검사 부위의 방향을 확인한다. 검사 쪽 발을 약 5° internal rotation 시켜 hip을 true AP가 되도록 한다. Femur의 neck과 head가 충분이 포함되도록 laser beam center 위치를 조절한다.

(5) 골밀도 검사의 특징

◆ 검사부위와 방법 · 유의사항

- XDA법과 pQCT법의 이해와 대비

- 골밀도 검사를 필요로 하는 질환

제(　　)촬영실 : 유방검사실

1) 기본 유방검사법

(1) 상하방향 촬영법(craniocaudal projection : CC)

① 검사방법

환자의 유방을 들어 올려 유방아래주름에 detector가 위치하도록 하고 유방조직을 위에서 아래로 압박한 후 촬영한다.

② 평　가

- 유두가 유방 중앙에 측면상으로 나와 유두 윤곽 전체가 관찰되어야 한다.
- 내측 유방 조직이 충분히 포함되어야 한다.
- 유방 후방 지방(retromammary fat)이 많이 포함되어야 한다.
- 피부의 겹침과 주름이 없어야 한다.

(2) 내외 사방향 촬영법(mediolateral oblique projection : MLO)

① 검사방법

환자를 detector 옆으로 서게 하고 환자의 큰가슴근(대흉근) 각도에 따라 30~60° 사이에서 detector의 각도를 일치시키고 유방조직을 안쪽에서 바깥쪽으로 압박한 후 촬영한다.

② 평　가

- 큰가슴근이 대칭되어 역삼각형으로 보이고 외연이 볼록하거나 직선으로 보여야 한다.
- 큰가슴근의 아래끝(하단)은 유두 후방선과 같거나 더 아래로 보여야 한다.
- 유방 아래로 다른 부위의 쳐짐이 없어야 한다.
- 유방아래주름이 포함되어야 한다.
- 신체의 다른 부분이 유방을 가리지 않아야 한다.
- 피부의 겹침과 주름이 없어야 한다.
- 유두는 측면상으로 유두 윤곽 전체가 관찰되어야 한다.

2) 기타 추가 검사법

(1) 내외(외내)방향 촬영법

Mediolateral projection : ML

Lateromedial projection : LM

① 검사방법

X-선관을 90° 회전시켜 환자의 유방조직을 안쪽(바깥쪽)에서 바깥쪽(안쪽)으로 압박한 후 촬영한다.

② 평 가

- 보고자 하는 병소의 위치가 충분히 포함되어야 한다.
- 유방이 아래쪽으로 쳐짐이 없어야 한다.
- 유두는 측면상으로 유두 윤곽 전체가 관찰되어야 한다.

(2) 부분 압박 촬영법(spot compression : S)

① 검사방법

유두를 기준으로 검사 부위를 표시한 후 부분 압박판을 이용하여 기본 촬영법에 따라 촬영한다.

② 평 가

- 병소 부위가 부분 압박판 안에 정확하게 포함되어야 한다.
- 병소 부위 압박이 제대로 이루어져 병소가 선명하게 나타나야 한다.

(3) 확대 촬영법(magnification : M)

① 검사방법

유두를 기준으로 검사 부위를 표시한 후 확대 압박판과 tray를 장착하여 유방을 압박한 후 촬영한다.

② 평 가

- 보고자 하는 부위가 충분히 포함되어야 한다.
- 환자의 움직임으로 영상이 흐려지지 않아야 한다.

(4) 외측강조 상하 촬영법(exaggerated craniocaudal projection : XCCL)

① 검사방법

기본 상하방향 촬영법과 같은 자세로 조정하고 환자의 몸을 약간 회전시켜 외측 유방조직을 위에서 아래로 압박한 후 촬영한다.

② 평 가

- 유방 외측이 충분히 포함되어야 한다.

(5) 유곡 촬영법(cleavage method : CV)

① 검사방법

양쪽 유방의 유방아래주름을 들어 올려 가능한 앞으로 당겨 위에서 아래로 압박한 후 촬영한다.

② 평 가

- 양쪽 유방사이가 충분히 포함되어야 한다.
- 노출조건을 적절히 이용해 영상의 농도가 적당해야 한다.

(6) 접선 촬영법(tangential projection : TAN)

① 검사방법

기본촬영 상에서 나타난 병소 부위 피부에 BB marker를 부착하고 BB marker에 접선이 되도록 유방 조직을 압박한 후 촬영한다.

② 평 가

- BB marker는 정확히 피부 표면에 묘사되어야 한다.
- 영상에서 병소가 제대로 묘사되어야 한다.
- 영상에서 병소가 제대로 묘사되어야 한다.

(7) 보강첨가물 분리 촬영법(implant displacement : ID)

① 검사방법

유방조직의 위, 아래를 동시에 잡고 첨가물을 뒤로 밀면서 유방조직만 앞으로 당겨 기본촬영법에 따라 검사한다.

② 평 가

- 첨가물과 유방조직을 충분히 분리시켜야 한다.
- 가능한 많은 유방 조직을 포함시켜서 충분히 압박해야한다.

3) 유방촬영의 목적

미소 석회화(micro calcification)와 종류의 검출

- **Screening 유방촬영 :**

- **Diagnostic 유방촬영 :**

4) 촬영이 어렵다(유방촬영의 특성)

피사체 대조도의 저하
→ 방지법은?

5) 화질을 좌우하는 인자

(1) 장치

- X선관
  양극 · 방사창 · 부가필터의 재질
  → 재질의 선택과 X선 spectrum
  관전압
  초점 size
- 압박기구(왜 압박이 필요한가?)
- 산란선 제거(grid 밀도)
- 자동노출기구(AEC)
- FFD

(2) 기록계와 현상처리

왜 편면유제 system인가?

암실작

(3) Positioning MLO, CC, ML

→ blinder area란?

(4) 품질관리(QA & QC)

(5) 기타 확대 spot 촬영(magnification view & cone view)

6) 유방암의 증상

7) 유방촬영장치의 구성

8) 압박의 중요성

9) 유방 영상의 기호 및 표지사항

10) 장비의 정도 관리

(1) 매　일 :

(2) 매　주 :

(3) 3개월 :

(4) 6개월 :

(5) 1년 :

Record 1. 유방촬영의 목적

Record 2. 유방촬영시의 주의사항

Record 3. 화질을 좌우하는 인자

(1) 장치

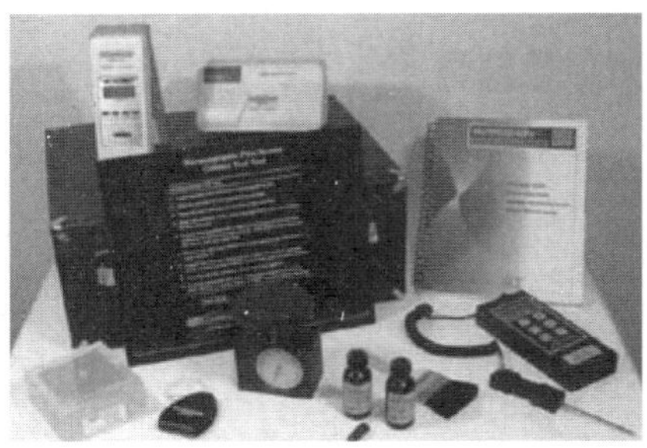

◆

◆

◆

◆

(2) 기록계와 현상처리

◆

◆

◆

(3) Positioning(MLO, CC, ML)

◆

◆

◆

(4) 품질관리(QA & QC)

◆

◆

◆

(5) 기타 확대 spot 촬영(magnification view & cone view)

◆

◆

◆

◆

◆

◆

(6) Special study

◆ Galactograhpy

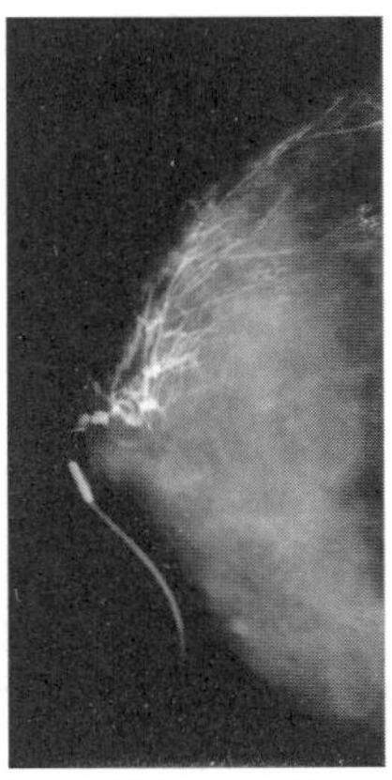

◆ Localization

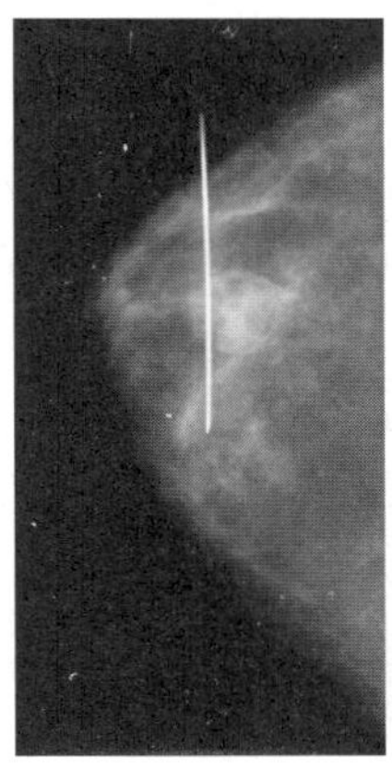

병실촬영 시의 주의사항

병실촬영은 원칙적으로 촬영실에 환자를 반응하는 것이 곤란, 또는 위험을 수반할 가능성이 있는 경우에 한해서 시행한다.

Portable X선 장치의 성능이나 촬영법에 제한이 있으므로 우수한 화질을 얻는다는 것은 제한된다. 또한 환자 자신이나 환자의 보호자 등의 방사선 방어와 심리적 배려를 해야 한다.

- **의사 · 간호사의 입회로 확인**

  → 환자의 상태확인
- **촬영 가능한가?**

  → 처치 중, 용태의 급변
- **환자의 상태는**

  → 의식상태, 부위의 상태(위치)
- **예방의복 · 모자 · 마스크 · 손 씻기 · 소독 등이 필요한가?**

  (감염증 등이 없는가? → 원내감염의 예방)

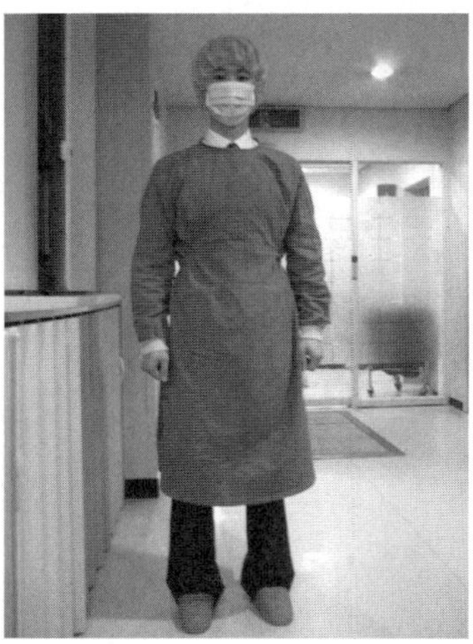

• **환자에게 고통을 주지 않는 촬영법을 적용한다.**

→ 될 수 있는 대로 신속하고 정확하게 읽는다.

• **방사선방어(다른 환자, 가족, 도우미)**

→ 일시, 퇴실 등의 협력, 방어기구, 방어복 등

• **촬영의 종료 시에는 환자를 비롯한 주위 사람에게 알려줄 것**

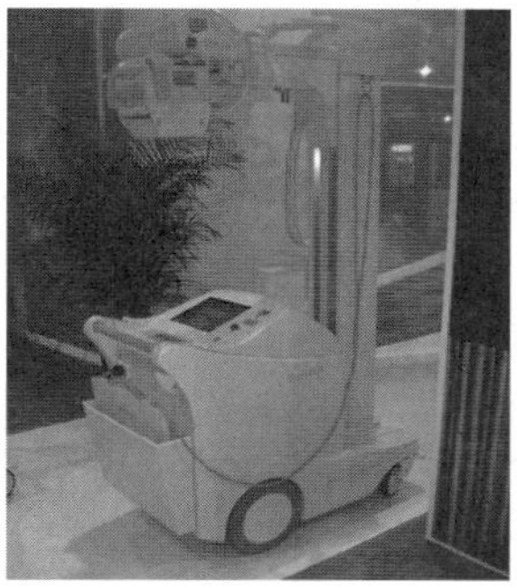

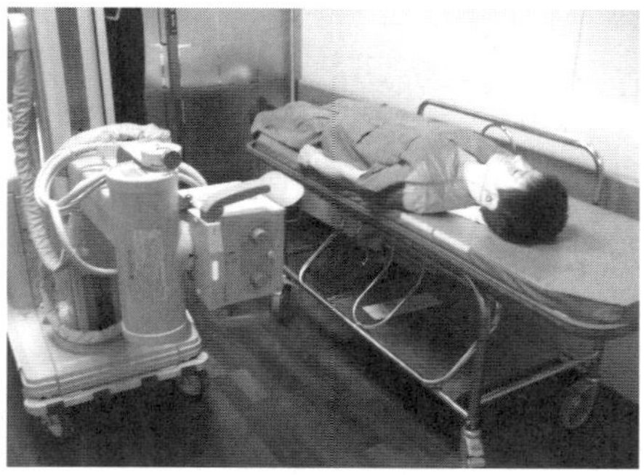

※ 병실촬영의 대상 case

※ Portable 장치의 특징

※ 병실촬영의 유의사항

재촬영 기준

1) 재촬영 기준

- 필요한 것이 정확하게 촬영된 영상(사진)인가?
- 불필요한 것이 촬영된 사진이 아닌가?
- 결상(Artifact)은 없는가?
- 상처나 얼룩이 없는가?
- 움직임에 의한 fog는 없는가?
- Marking은 정확한가?
- Positioning은 적절한가?
- 촬영조건과 처리조건은 적절한가?
  선량, 사진농도, noise 등
- 진단에 필요한 화질로 충분한가?
- 확대율이나 영상처리 parameter가 적절한가?

2) 각 부위의 배제기준

(1) 가슴부위(흉부, chest)

(2) 머리부위(두부, skull)

(3) 척추(spine)

(4) 사지(extremity)

(5) 기타(others)

11) 실습 및 강의

(1) 흉부 단순촬영의 실습 및 강의

(2) 연선촬영의 실습 및 강의

(3) 골 단순촬영의 실습 및 강의

(4) 골염 정량검사의 실습 및 강의

(5) X선 촬영장치의 QC(RMI, 기타 QC 기구를 사용)

① 초점크기(focal size)

② 조사야

MEMO

Ⅱ. Computed tomography

실습 · 견학 · 문헌을 통해서 이하의 사항 · 용어에 유의하여 설명하시오.

1. CT

1) CT의 진보

(1) 세대분류

	X선관과 검출기 운동	선속	검출기 수
1세대			
2세대			
3세대			
4세대			
5세대			

(2) Slip ring 방식

(3) Helical CT와 MDCT

2) CT의 구성

(1) 영상획득장치

(2) 영상처리장치

(3) 영상표시장치

(4) 영상저장장치

(5) 영상전송장치

3) Hounsfield unit

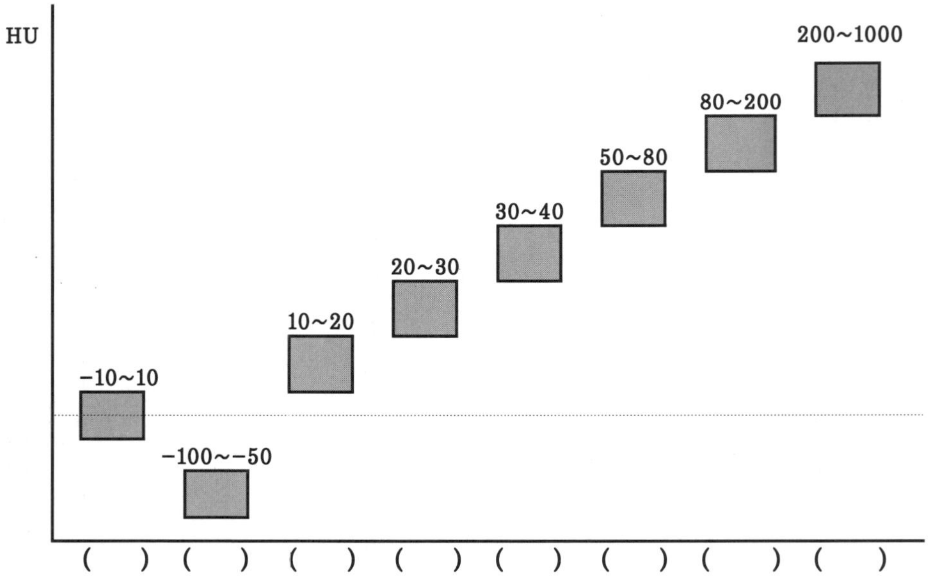

4) Window width(WW), Window level(WL)

5) Pixel, Matrix, Voxel

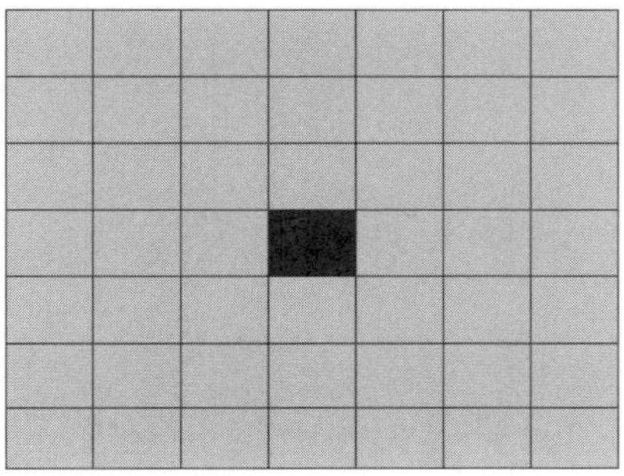

6) Slice 두께

7) Scan parameter

8) Helical pitch

9) 부분 체적효과(partial volume effect)

10) 선속경화보정(beam hardening 보정)

11) 검출기 channel 간 특성 보정(calibration)

12) Artifact

13) 자동노출기구

14) 조영제 주입방법

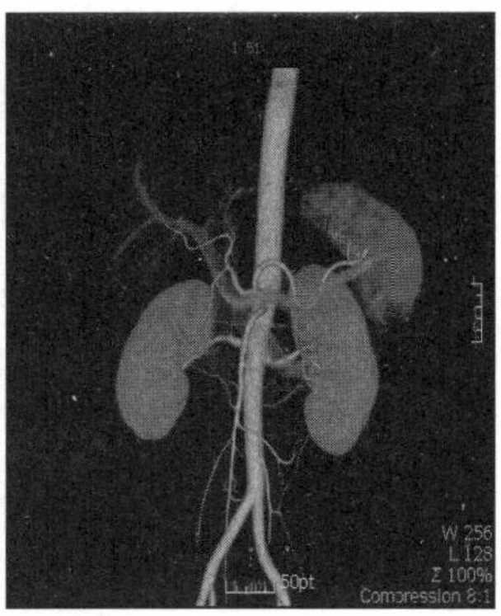

15) 검사 전 및 종료 후 점검

16) 영상보관

17) 3차원 영상

- MPR

- MIP

- MinIP

- Volume rendering

- SSD

2. 임상

1) CT검사의 전처치

2) 검사 전 환자와의 대응

Check 해야 할 사항 :

3) 검사 시의 환자의 대응

Check 해야 할 사항 :

4) CT의 기준선

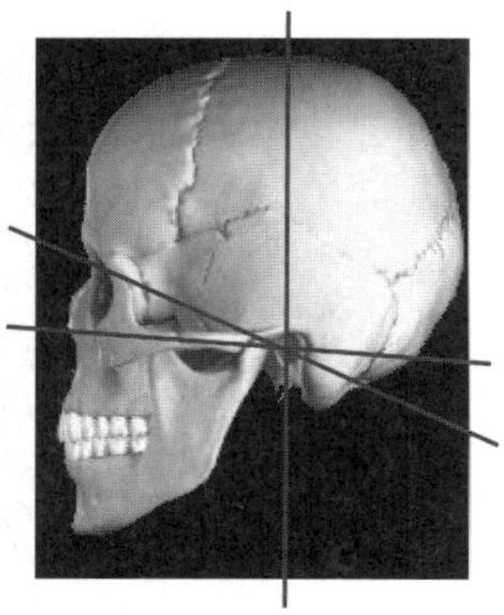

5) 정상 조직의 CT

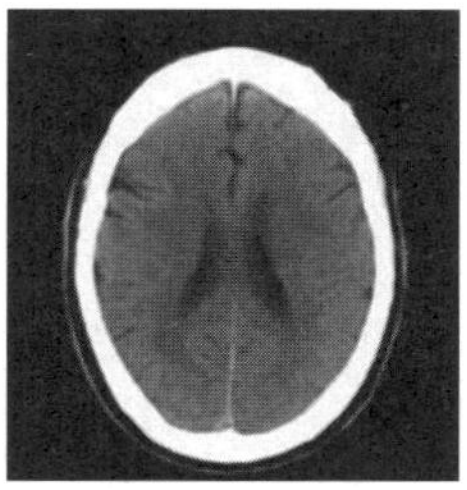

6) 대상 부위의 WL · WW

7) 단순검사와 조영검사의 목적 · 의의

8) 조영제의 종류

9) 조영제의 부작용

10) 조영 검사의 scan방법

11) 소아 촬영 시의 유의사항

3. 영상

1) 성능평가

2) CT의 종류

3) 고식적 CT와 나선식 CT의 장점, 단점에 대해서 요약하시오.

종합평가

실습, conference, 문헌을 통해서 아래사항 · 용어에 유의해서 설명하시오.

1. 공간분해능 및 결정인자 10개 항목

1)

2)

3)

4)

5)

6)

7)

8)

9)

10)

2. Contrast 분해능 및 결정인자 8개 항목

1)

2)

3)

4)

5)

6)

7)

8)

3. 시간분해능 결정인자 3항목

1)

2)

3)

4. CT 성능평가 12항목

1)

2)

3)

4)

5)

6)

7)

8)

9)

10)

11)

12)

5. 검출기 성능 5항목

1)

2)

3)

4)

5)

6. CT용 X선 고전압 장치 성능 3항목

1)

2)

3)

7. Multi slice CT의 특징

8. Scan parameter의 종류

9. Artifact의 종류와 대책

- Motion artifact
- Respiratory artifact
- High contrast foreign body artifact
- Edge gradient artifact
- Photon starvation artifact

10. WL · WW를 변화시키는 의미 · 효과

11. 지방, 뼈, 근육, 각 조직의 HU

대상	값	대상	값	대상	값
지방		낭포		실질장기	
뼈		허파(폐)		간	
근육		혈액		콩팥(신장)	

12. 조영제 부작용 예방방법 및 처치

13. 조영제의 주입방법과 촬영부위의 관계

14. 조영제 자동주입기 장비의 용도에 대해서 기술하시오.

15. 환자가 입실에서부터 퇴실까지의 촬영순서

16. 환자의 확인방법

17. 환자의 안전 확인방법

18. CT gantry 내부구조 명칭

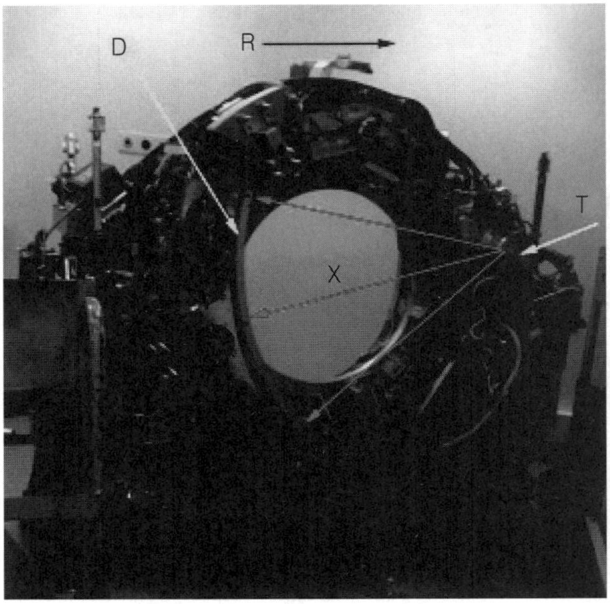

T :

R :

D :

X :

19. CT 검사실에서 발생하는 일들

Ⅲ. 투시조영검사

1. 소화관

1) 검사목적

→ Routine 검사가 정밀검사인가?

소화관의 검사는 전처치, 검사방법, 조영제의 농도량 등이 다르기 때문에 상부 소화관(식도 · 위 · 십이지장) · 소장 · 하부소화관(대장)으로 나누어서 생각할 필요가 있다.

→ 소화관에는 전형적인 촬영법이 있으나 그것이 전부가 아니다.

정밀검사의 경우 임상소견(병소의 유무)을 확실히 알 수 있는 사진을 촬영하는 것이 최대의 목적이다.

→ 이 검사는 기본적으로 투시검사이다.

이 검사는 기본적으로 투시검사이므로 짧은 투시시간에서 병변을 인식할 수 없으면 안 된다. 촬영은 2차적으로 생각해야 한다.

2) 검사항목

- 월 : 상부소화관(UGI), 하부소화관
- 화 : 문합부 및 기타 조영검사
하부 내시경
- 수 : 상부소화관(UGI), 하부소화관
하부내시경, ERCP
- 목 : 소아조영검사, 하부내시경
ERCP
- 금 : 상부소화관(UGI), ERCP
하부내시경

→ 문합부 및 기타 조영검사는 수시로 한다.

2. 검사방법

1) 전처치

- ▶ 검사전날 저녁은 지방질이 없는 유동식으로 하고 검사당일은 금식한다.
- ▶ 물의 섭취는 작은 용종, 궤양을 진단하는데 장애요소이며, 흡연은 타액과 위액분비를 촉진시키므로 흡연을 삼가한다.
- ▶ 대장검사를 먼저 하였을 경우에는 대장 검사 한 다음 최소한 3~4일, 경과 한 후 단순촬영을 시행 한 후 검사여부를 결정한다.

2) 상부소화관(식도 · 위 · 샘창자(십이지장))

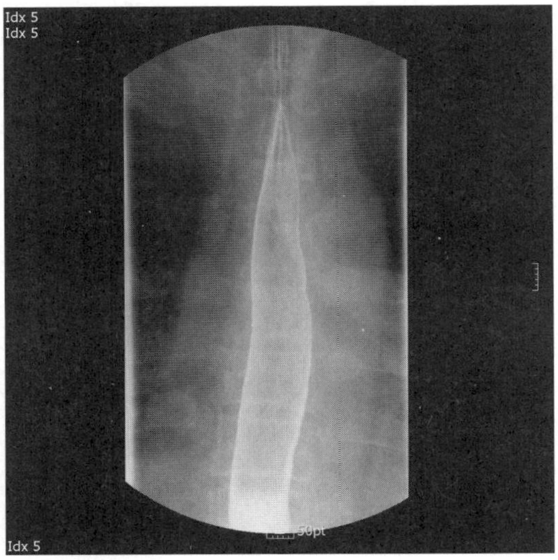

3) 소장

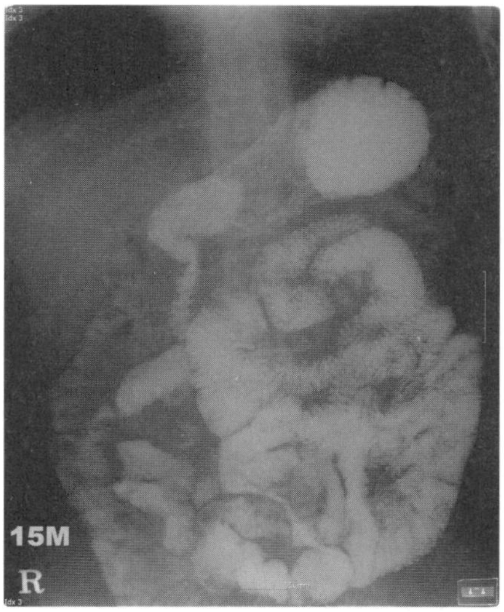

4) 하부소화관(주장법)

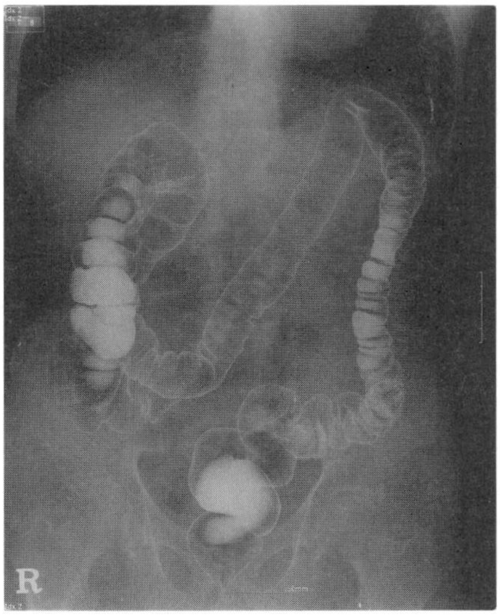

3. 조영제의 종류 · 량 · 농도와 용도

1) 황산 barium 제제($BaSO_4$)

- 농도(W/V %)는?

- 소포제(액)은?

2) 요오드계 조영제

3) 부스코판, Glucagon

4) 발포제

5) 후처치

Barium으로 인한 변비가 생길 수 있으므로 물을 많이 마시게 한다.

→ 해부를 잘 이해할 것!

4. UGI 조영법

1) 체위는?

(1) Erect position(선 자세)

바륨으로 충만 된 위장의 크기, 형태, 주위 장기와의 관계 등을 파악한다.

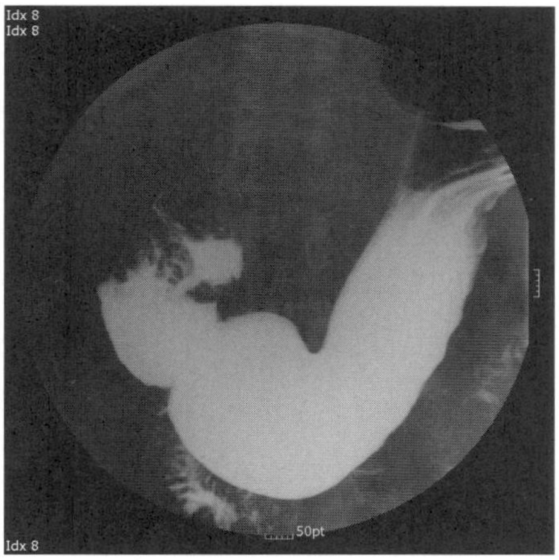

(2) Supine position(바로누운자세)

Barium이 위저부에 충만 되어서 위체부, 유문부, 십이지장의 이중조영 상을 관찰할 수 있다.

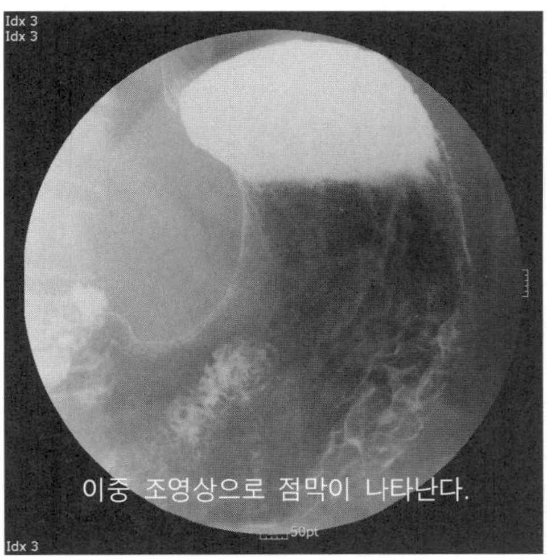

(3) Prone position(엎드린 자세)

바륨이 위벽 전체에 충만 되어 위가쪽의 변화가 선자세 촬영상보다 우수하다. 위저부의 이중 조영 상, 위체부-유문부, 십이지장의 충만상을 볼 수 있다. 십이지장 병변이 있을 때 충만 불량 상태가 잘 나타난다.

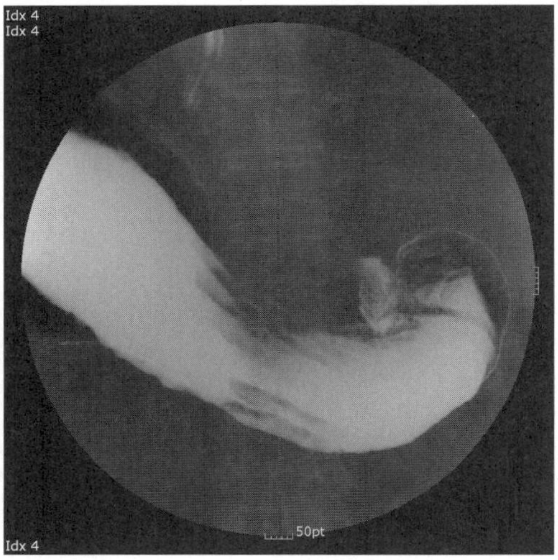

2) 이중조영법

아래사진은 조영제와 공기의 이중 조영 영상이다.

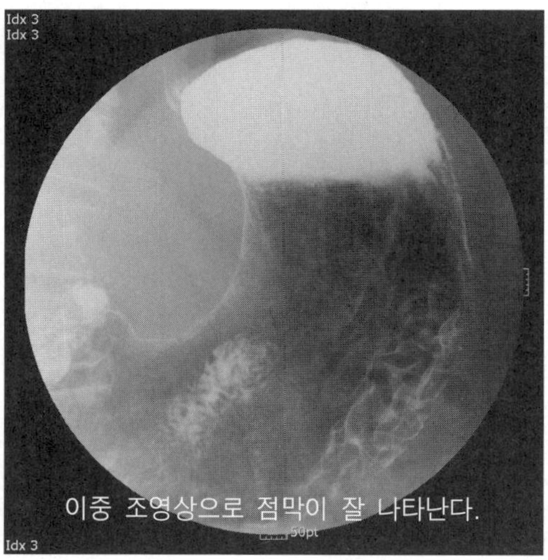

이중 조영상으로 점막이 잘 나타난다.

3) Spot 촬영법(촬영 관심부위의 부분 이미지)

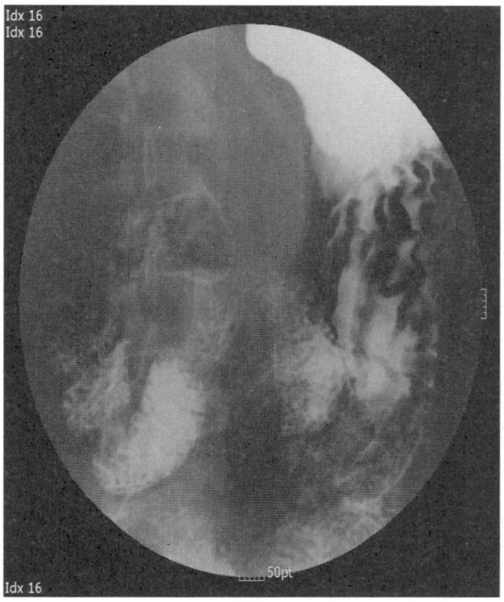

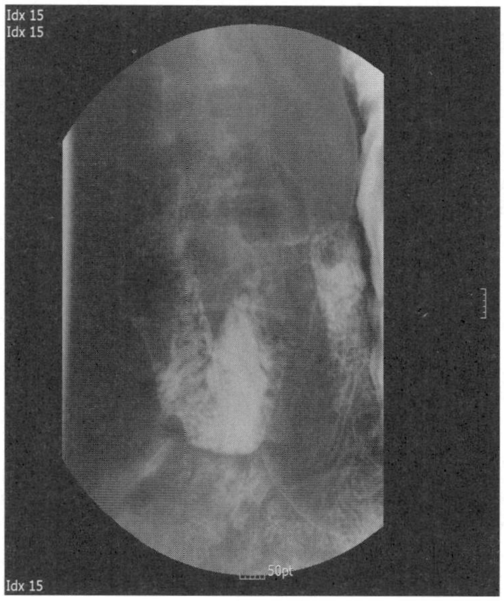

4) 충만법(조영제만으로 나타난다)

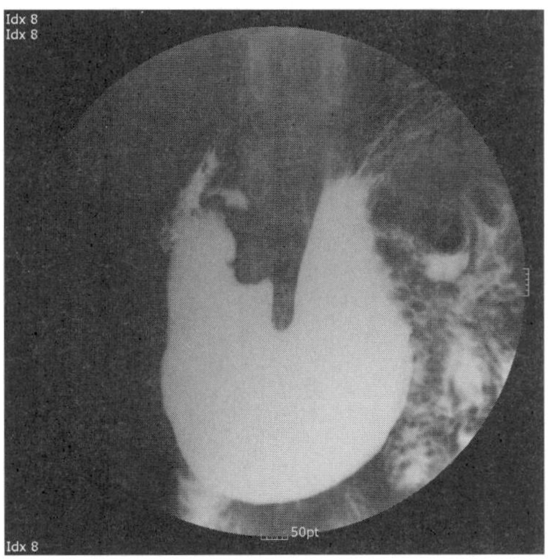

5) 압박법(위의 주름 압박)

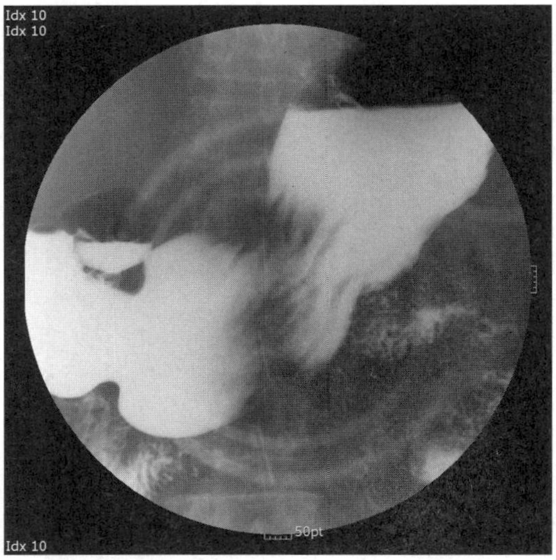

6) 자동노출기구

7) 장치구성(DR, I.I, CCD를 포함)

8) 방사선사 · 의사 · 간호사의 역할

9) 환자의 안전 확인, 장치의 업무 개시점검

→ 안전을 확보하기 위하여 어떻게 하는 것이 필요한가?

- **장치측면 :**

- **피폭관리측면 :**

- **지시의 측면 :**

5. 상부소화관 조영법(routine 검사)

1) 전처치

- Esophagography

- UGI

- SBS

2) 조영제

3) 상부소화관 조영순서

Pathway of food through the digestive tract

food enters the oral 〉oral cavity 〉pharynx 〉stomach 〉duodenum 〉jejunum 〉ileum 〉cecum 〉ascending colon 〉transverse colon 〉descending colon 〉sigmoid colon 〉rectum 〉anus 〉leave the body

① esophagus

② stomach

③ duodenum

④ jejunum

⑤ ileum

⑥ cecum

4) 촬영체위에 따른 특징

예 : Erect 정면 충만상은 위각부, 위의 형태 · 변연의 상태 등을 관찰한다.
위의 정면과 홈의 정면과는 아무리해도 일치하지 않는다.

(1) Erect 정면 충만상

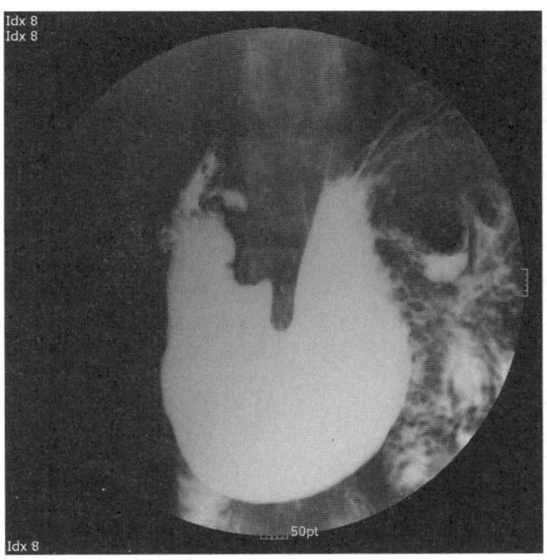

(2) Prone Position(엎드린 자세) 충만상

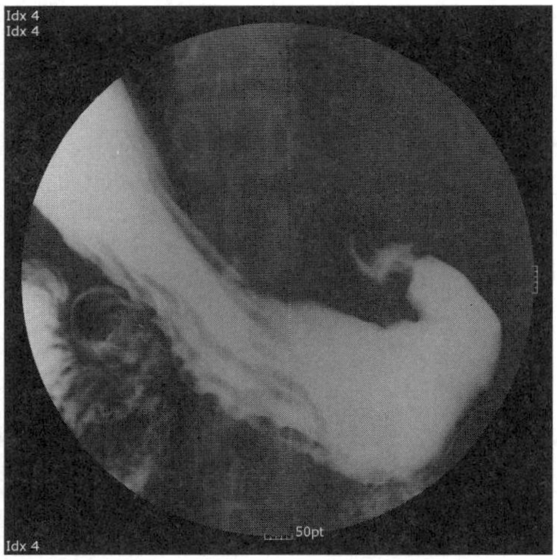

Barium이 stomach의 전체에 고루 퍼짐으로 인해 위 전벽의 병변이 관찰된다.

(3) Supine position으로 촬영하는 정면 이중조영상

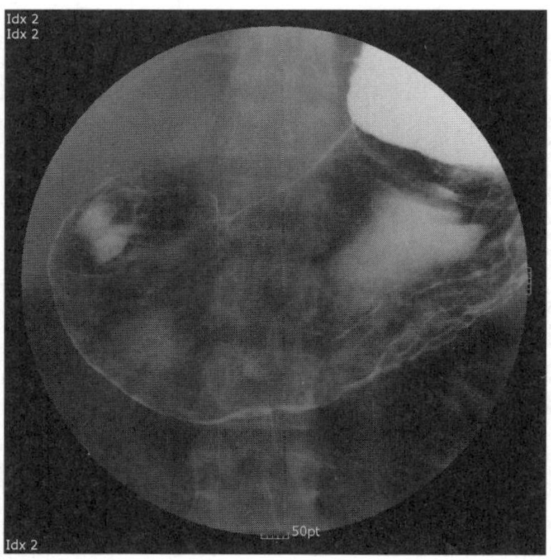

Barium이 stomach의 fundus에 차게 된다. 이런 이유로 gastric body와 antrum은 음성조영제인 발포제와 barium에 의해 후벽에 점막상이 나타난다.

(4) Supine position(바로누운자세) RAO 이중조영상

(5) Supine position(바로누운자세) LPO 이중조영상

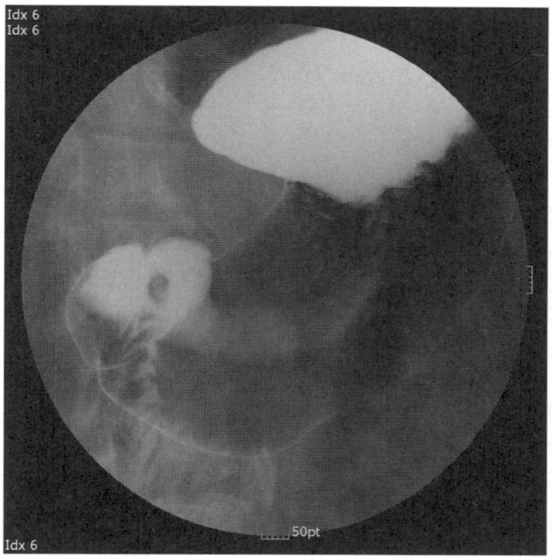

Barium이 fundus에 가득 차게 되고 stomach body와 antrum이 double contrast로 보인다. 또한 duodenum의 각 부분도 stomach body와 겹침없이 잘 관찰된다.

(6) Semi-erect LPO 이중조영상

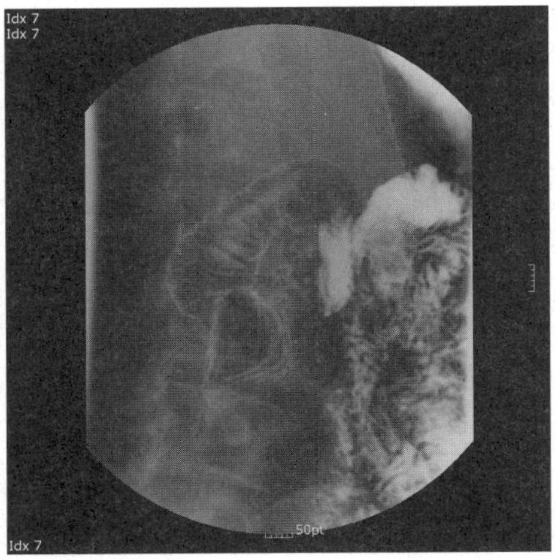

LPO자세로 하고 테이블을 세우면서 duodenal bulb를 포함한 C-loop가 최대로 팽창되었을 때를 포착한다. diverticulum의 관찰이 용이하다.

(7) 역경사 LAO 이중조영상

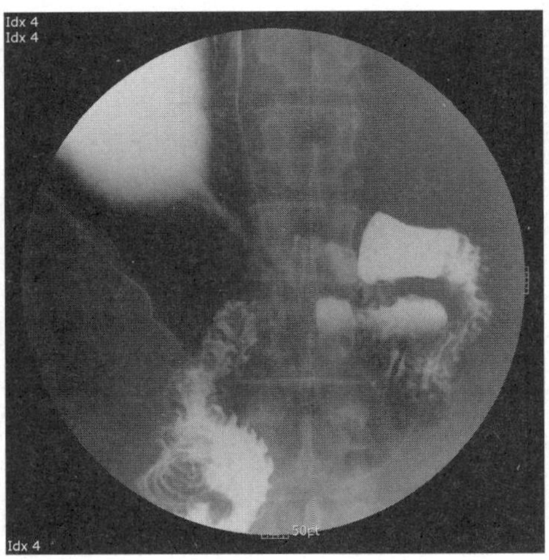

테이블의 각도를(-20°~-30°)를 취하게 하여 전벽 이중조영 촬영을 한다. 이때 엉덩이를 살짝 들게 하고 흡기나 호기상태에서 선택하면 더욱 좋은 영상을 획득할 수 있다(→ 전벽의 위작은고랑이 섬세하게 나타난다).

(8) 선자세(입위, Erect position) 압박상

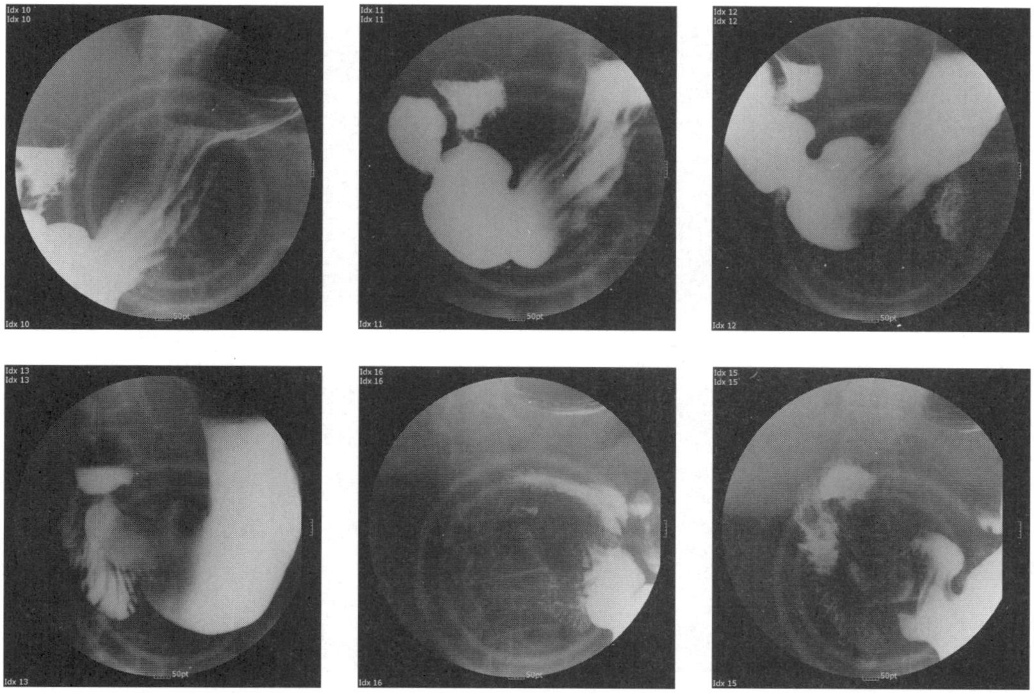

위몸통(상), 위몸통(중), 위몸통(하), 날문앞천정(유문전정), 날문방(유문동), 샘창자팽대부(십이지장구부) 등에 압박을 가한다.

→ 미소 위암(직경 5㎜ 미만)을 찾는데 중요한 역할을 하며, 이중조영상에서 어려운 병변 표면의 모습을 잘 알 수 있다.

5) 저긴장성 샘창자(십이지장) 조영법

6) 작은창자(소장)조영법

7) 하부소화관 조영법(주장 검사법)

(1) 전처치

(2) 조영제

(3) 조영제 주입방법

(4) 촬영법

MEMO

Ⅳ. X선 투시검사

1. 비뇨기계

(예) 투시 - 1 : 부인과 및 비뇨기과계
투시 - 2 : 비뇨기과계
투시 - 3 : 다목적검사(소화기계 및 상기 이외)

1) 비뇨기과계 조영 검사

비뇨기과계 조영 검사를 복부단순촬영(KUB)을 하며 조영제를 사용한다. 조영제 배출의 여러 가지 상태를 경시적으로 촬영하면서 역행적으로 조영제를 주입하고 콩팥(신장), 요로의 병리해부학적 변화를 보고자 하는 검사이다.

IVU, DIP, RGP, AGP, Cystography, VCUG, RGU 등의 검사를 시행한다.

2) 부인과계 조영검사

자궁관조영법(HSG)은 내성기의 형태를 객관적으로 평가하는 검사이며 자궁·자궁관의 위치, 크기, 내강의 형태 및 통과성을 확인한다. 주로 불임증, 자궁 및 부속기의 종양, 기형 등을 진단한다.

3) 기타

하지정맥조영, TBLB(기관지경과 생검), 척수강 조영, 관절강 조영, 척추사이원판(추간판) 조영, 비혈관계, IVH의 첨단 확인 및 수정, 정복술(정형외과) 등

4) 검사목적과 치료목적을 이해해야 한다.

→ 확정진단을 위하여 조영검사를 시행하는 것만 아니라 치료 처치도 함께 한다.

■ 검사는 방사선과 이외에 부인과, 비뇨기과, 정형외과 의사가 한다.

■ 의문점은 방사선사(시행하는 의사)에게 적극적으로 문의할 것

5) 방사선사 · 의사 · 간호사의 역할

6) 조영제의 종류

과제

1. 다음 항목에 대해서 정리하시오.

1) I.I(image intensifier)의 구조와 원리

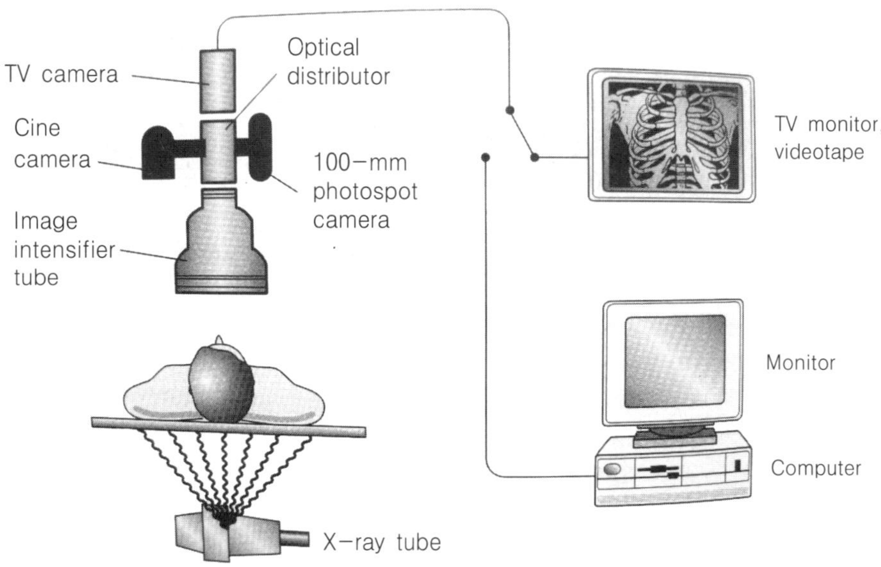

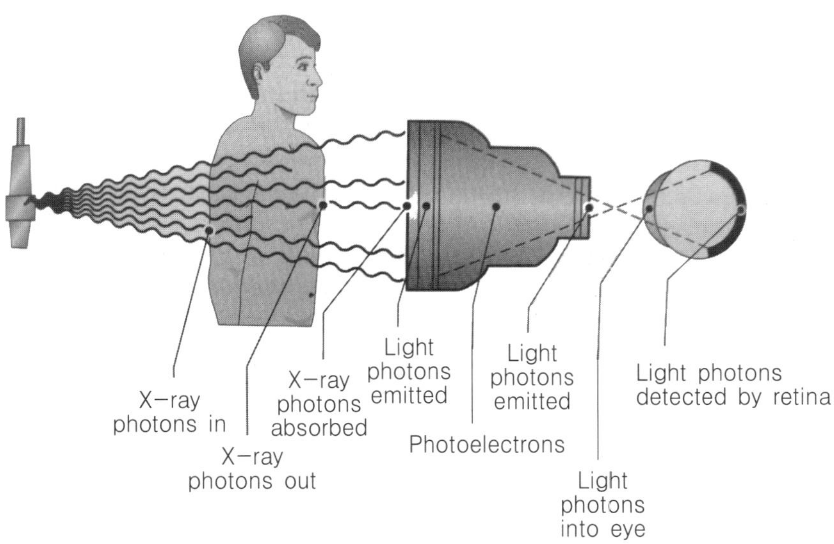

2) DR장치의 구성과 특징

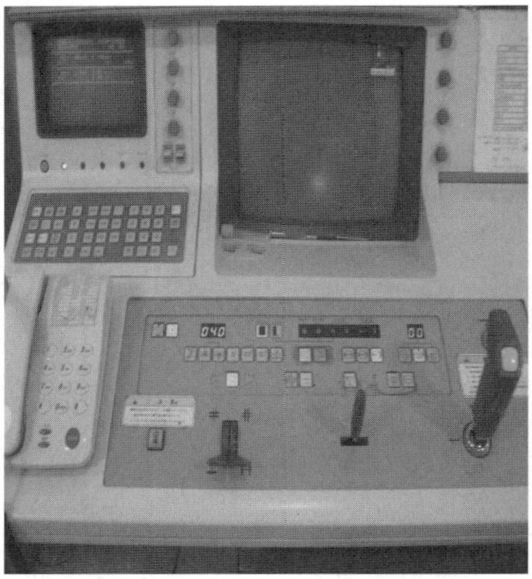

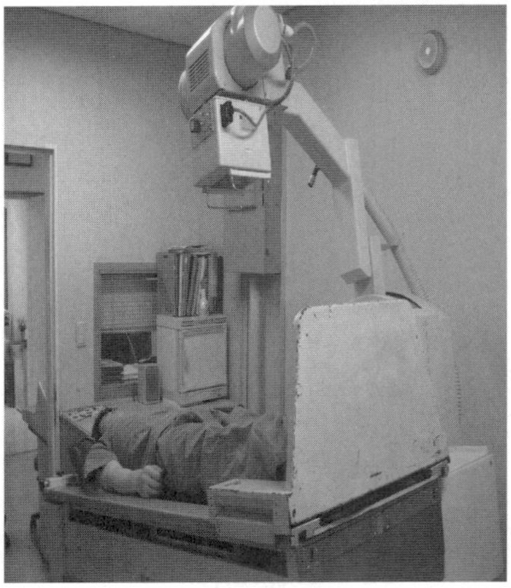

모델명 : KXO-50N

3) 촬상관과 CCD(charge coupled device)의 비교

2. 비뇨생식기 검사의 검사목적 · 검사방법들을 정리하시오.

1) 비뇨기과계 조영검사

(1) 경정맥 깔대기(신우)조영검사(IVP : intravenous pyelography)

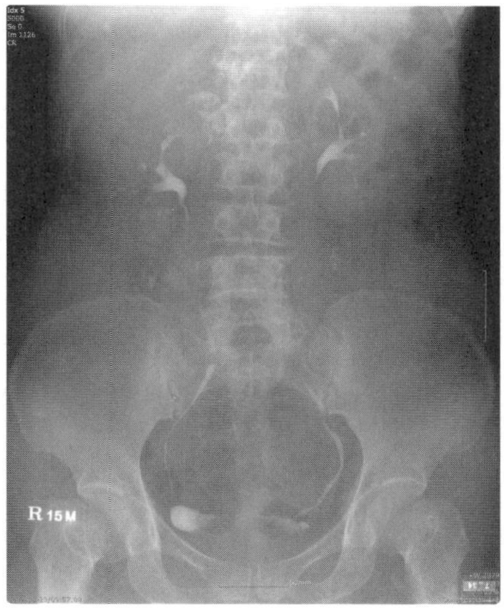

- **검사목적**

- **전처치**

- **조영제**

- **금기증**

- **검사방법**

(2) 점적 정맥내 깔대기조영검사(DIP : drip intravenous pyelography)

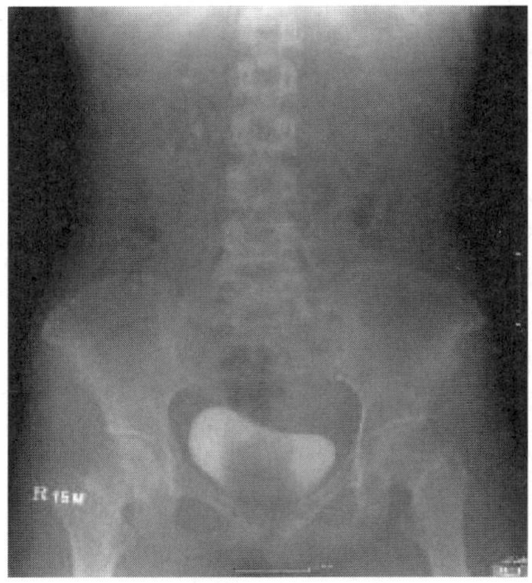

- **검사목적**

- **전처치**

- **조영제**

- **금기증**

- **검사방법**

※ IVP와 DIP의 차이점에 대해서 정리하시오.

(3) 역행성 깔대기 조영검사(RGP : retrograde pyelography)

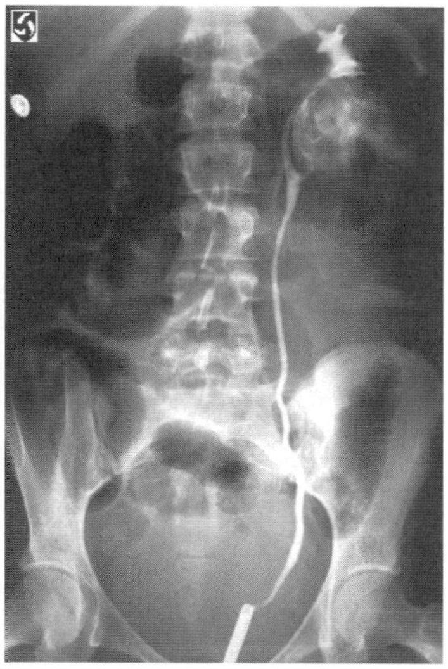

- 검사목적

- 전처치

- 조영제

- 금기증

- 검사방법

(4) 선행성 깔대기 조영검사(AGP : antegrade pyelography)

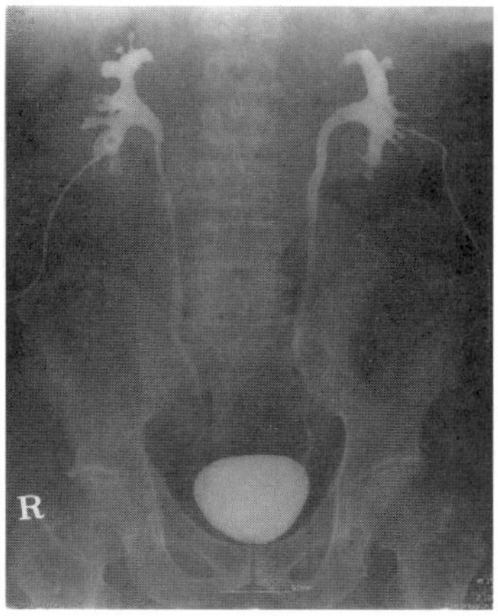

- 검사목적

- 전처치

- 조영제

- 금기증

- 검사방법

(5) 방광 조영검사(cystography)

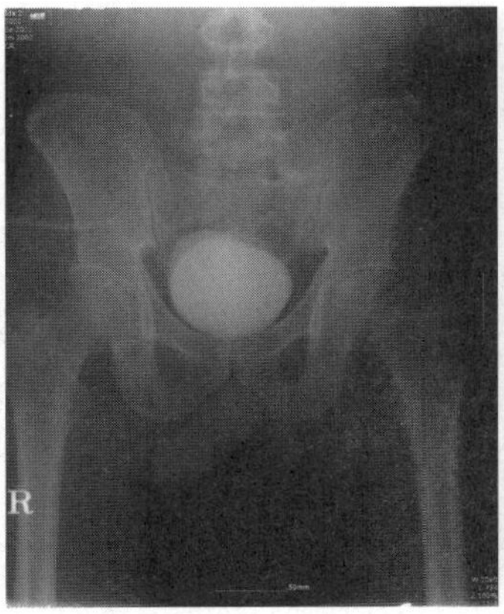

(방광정면상)

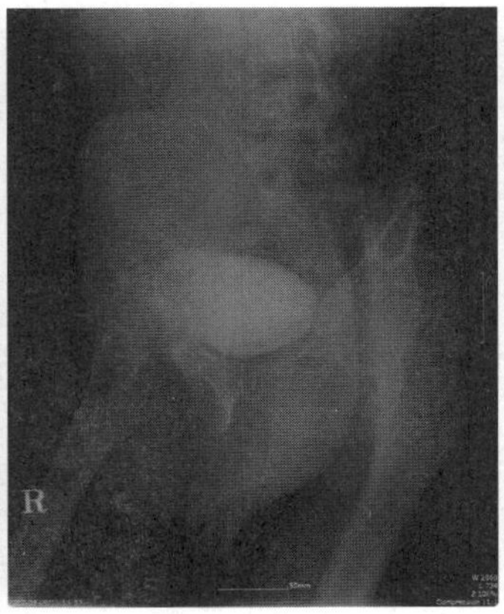

(방광사방향상)

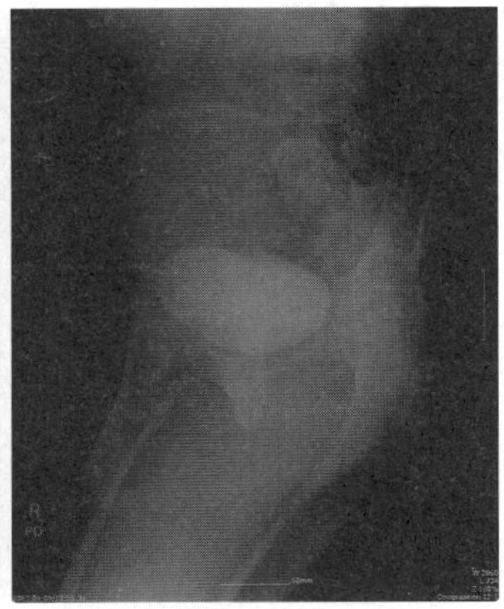

(방광측면상)

- **검사목적**

- **전처치**

- **조영제**

- **금기증**

- **검사방법**

(6) 배뇨 중 방광요도조영검사(VCUG : voiding cysto urethrography)

- **검사목적**

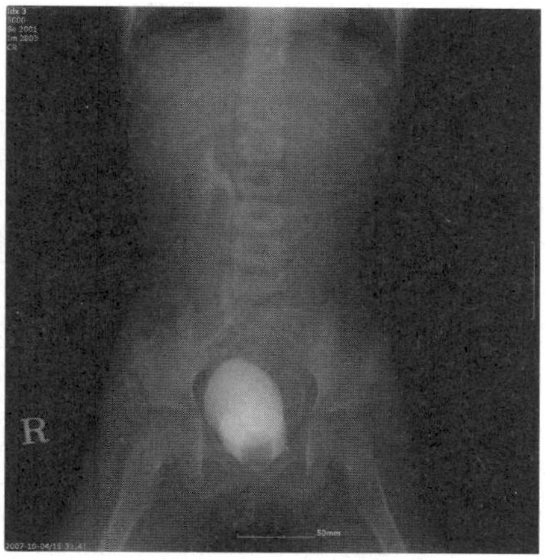
(조영제를 방광에 충만 시킨 후 배뇨 중 조영검사를 한다)

- **전처치**

- **조영제**

- **금기증**

- **검사방법**

(7) 역행성 요도조영검사(retrograde urethrography)

- **검사목적**

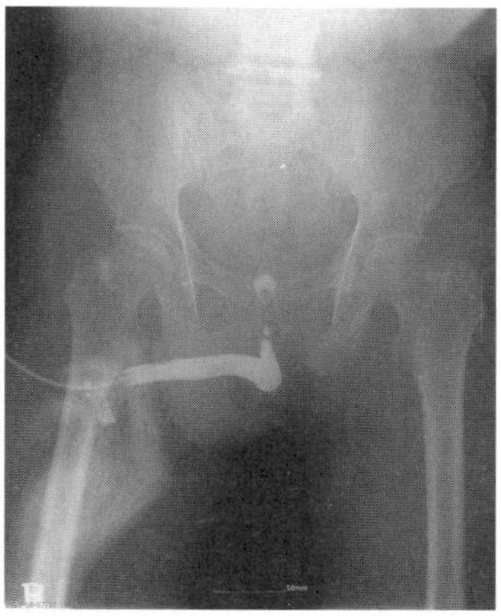

- **전처치**

- **조영제**

- **금기증**

- **검사방법**

2. 부인과계 조영검사

1) 자궁자궁관(자궁자궁난관)조영술(HSG : hysterosalpingography)

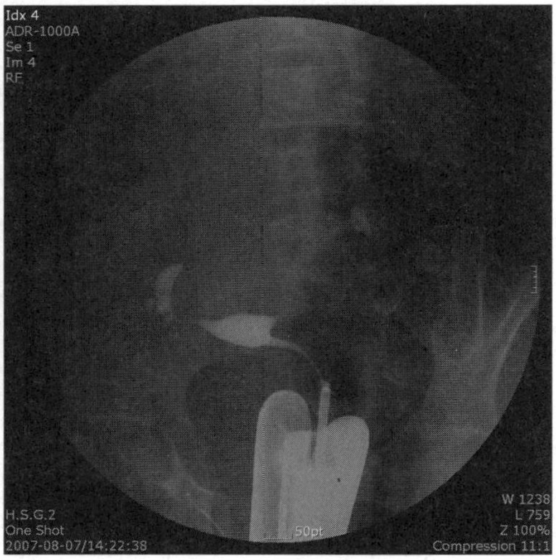

• **검사목적**

• **전처치**

• **조영제**

• **금기증**

• **검사방법**

3. 기타 조영검사

1) 피부간경유쓸개관(경피경간담관)조영술(PTBD)

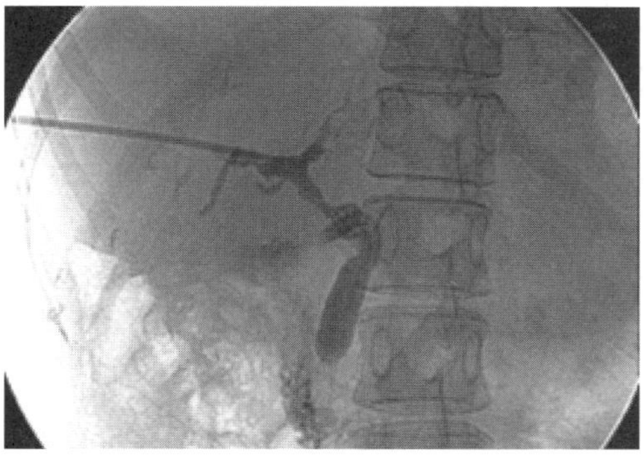

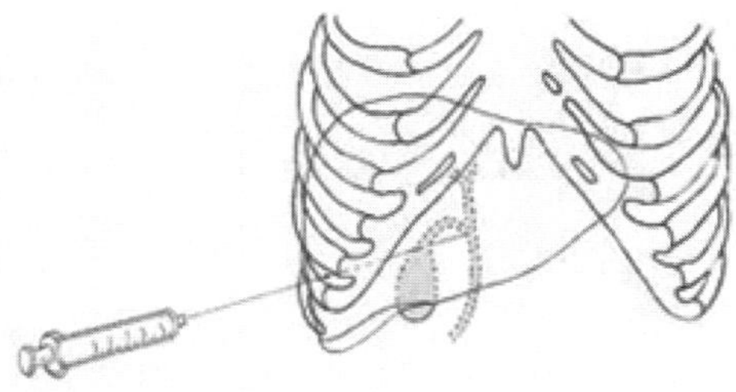

PTC punctute through liver into billary ducts.

2) 내시경적 역행성 쓸개이자관(췌담관)조영술(ERCP)

(1.) 어떠한 상태가 검사 대상으로 되는가?

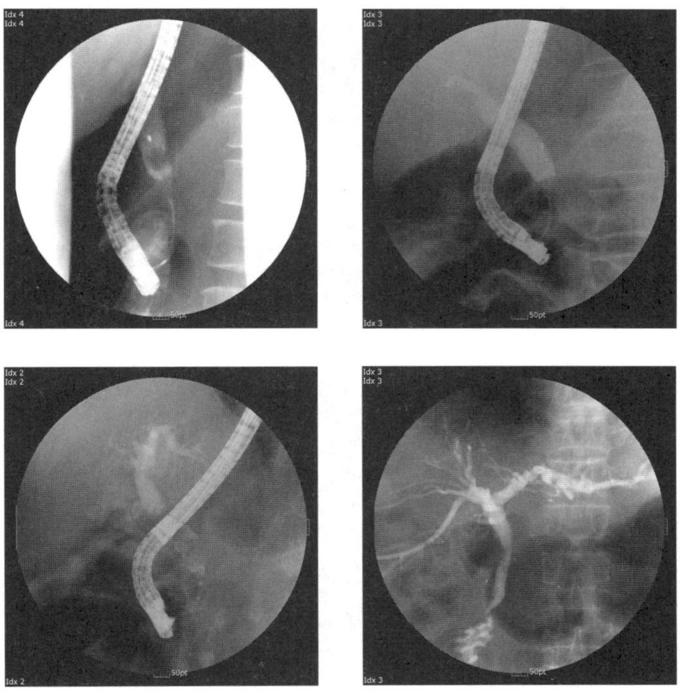

(2) ERCP와 동시에 하는 검사 · 치료에는 무엇이 있는가?

가. EST(endoscopic sphincterectomy)

나. Removal stone

다. ENBD, ERBD, PTBD의 장단점 비교

3) 기관지경과 생검(TBLB : transbronchial lung biopsy)

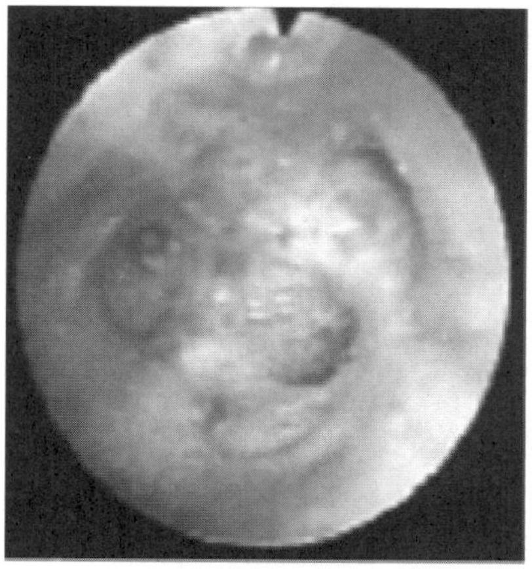

일반(백색)기관지경

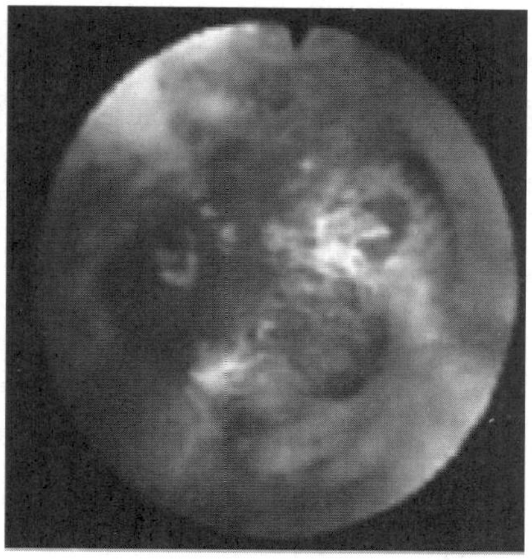

형광기관지경

4) 다리(하지)정맥조영술(venogram)

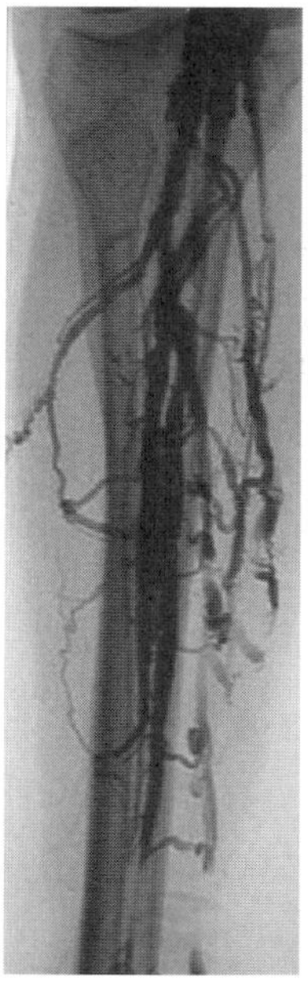

5) 척수강조영술(myelography)

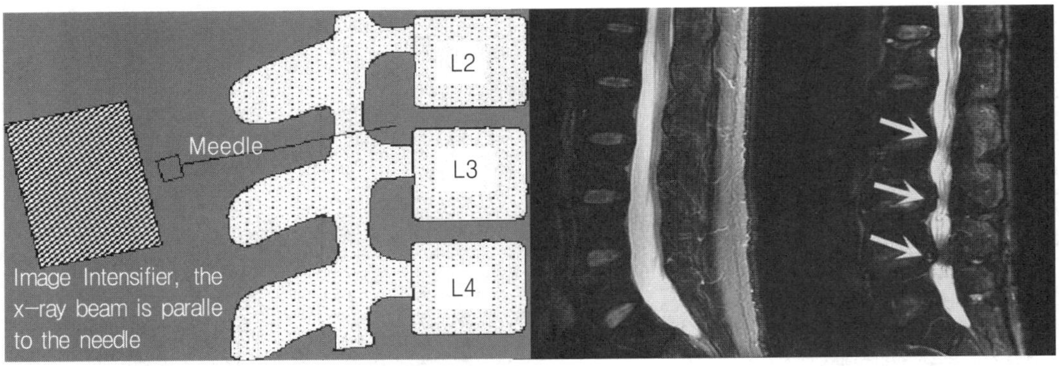

6) 관절강조영술(arthrography)

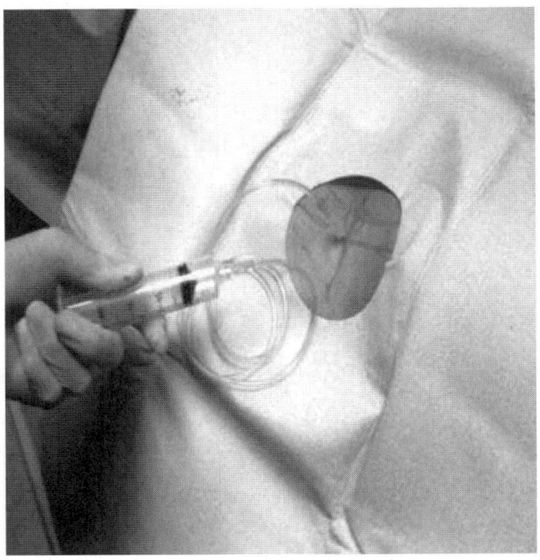

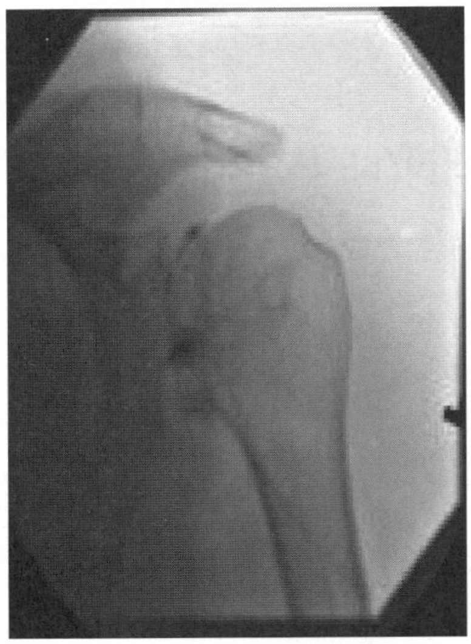

7) 척추사이원판(추간판)조영술(discography)

실험 : DR의 QC측정

1. 개요

매주 화요일의 검사종료 시부터 촬영 장치를 사용해서 시행한다.

2. 목적

① I.I.의 inch size에 따른 해상력을 이해하고자 한다.
② I.I.- DR의 dynamic range를 이해하고자 한다.
③ I.I.- DR의 선량과 디지털 값의 관계를 이해하고자 한다.

3. 방법

① 투시용 해상력 chart를 아크릴 팬텀의 윗면에 두고 각 inch size에서 촬영한다.
② Acryl phantom을 관전압 조사시간을 변형시켜 촬영하고 디지털 값을 측정한다.
③ 비접속형 X선 측정기를 이용하여 선량, 관전압, 조사시간을 측정한다.

4. 결과

① 방법 ①에서 얻은 chart 촬영상을 눈으로 관찰하고 인식 한계점을 기록한다.
② 방법 ②에서 얻은 디지털 값과 조사 설정조건을 표시한다.
③ 방법 ③에서 얻은 측정값과 설정 값을 표시한다.
④ 결과 ②, ③의 데이터를 이용하고 선량과 디지털 값의 관계를 graph에 작성한다.

MEMO

Ⅴ. MRI

임상실습을 시작하기 전에 아래 용어를 정리하시오.

1. 전자기의 기본원리

1) Tesla(T)의 의미와 크기

1 Tesla =   gauss

참고) 지구의 : 30μT(적도부근), 70μT(남극)

2) 자화율(magnetic susceptibility)

3) 상자성(paramagnetism)

4) 반자성(diamagnetism)

5) 강자성(ferromagnetism)

6) 위상과 주파수

참고) 주기적 진동파의 기본적인 성질 : 진폭, 주파수, 위상

2. 자기공명

1) 라모아(larmor)의 방정식

$\omega = \gamma B0$

참고) 핵종의 공명주파수

핵 종	^{1}H	^{2}H	^{13}C	^{19}F	^{23}Na	^{31}P
공명주파수 (MHz/T)	42.58	6.53	10.71	40.05	11.2	17.23

ω = (　　　), γ = (　　　), B0 = (　　　)

2) T_1 이완(종이완시간)

종이완(T_1 longitudinal relaxation, spin-lattice relaxation)

3) T_2 이완(횡이완시간)

횡이완(T_2 transverse relaxation, spin-spin relaxation)

4) FID (자유유도감쇄 : free induction decay)

5) GE(gradient echo)

6) Spin echo

7) FSE(fast spin echo)

3. MR장치의 구조

1) 주자석(main magnet)

- 초전도자석(superconducting magnet)

- 상전도자석(resistive magnet)

- 영구자석(permanent magnet)

Quiz

1. OT 이상의 high tesla 장비에서 사용되는 magnet은 어떤 것인가?

※ 경사자장 Coil(gradient coil)

- 최대경사자장 강도

2) 코일의 변천과정

초창기에는 surface type의 LP 코일을 사용하여 왔다. 하지만 최근 MR의 임상적인 사용은 abdominal, cardiac and dynamic applications, fMRI 등의 검사에서 보다 빠른 획득 시간이 요구 되었다. 짧은 시간에 보다 좋은 quality의 이미지를 얻기 위해서는 높은 sensitivity를 가지는 수신 안테나가 필요하게 되었다. 현재 4개 혹은 8개까지 또는 그 이상 각각의 element를 조합할 수가 있는 coil이 개발 되어 임상에 사용되어지고 있다.

3) RF코일 / 표면코일(surface coil)

- **Helmhotz coil**
- **LP coil(linear polarized coil) - 한 방향으로만 RF를 수신**
- **QD coil(quadrature coil) - spine array coil**
- **CP coil(circularly polarized coil) - body array coil**
  - field를 한 방향으로 형성하는 LP 형과는 달리 평면 혹은 두 방향으로 형성을 할 수 있는 장점을 가진다. 따라서 CP 타입의 코일은 두개의 element의 쌍을 형성하고 있다. 그러므로 이러한 형태를 quadrature라고도 한다.
- **Phased-array coil**
  - 몇 개의 small coil을 array(배열)하여 병렬로 연결. 각각의 array coil은 CP type이다.

4) MR영상의 재구성

- **퓨리에 변환(Fourier transform)**

- **위상 부호화(phase encoding)**

- **주파수 부호화(frequency encoding)**

- **K-공간(K-space)**

MR data를 기초정보라 하며, 이 data는 위치정보와 대조도 정보를 함유하고 있으며 기초정보의 집합을 K공간(K-space)라 한다. K공간의 phase 축은 K공간의 수평선을 중간으로 상, 하 주파수축은 좌, 우로 되어 있다.

5) Pulse sequence

- **에코 시간(TE : time of echo)**

- **반복시간(TR : time of repetition)**

- **반전시간(T_1 : inversion time)**

• **숙임각(flip angle)**

• **NEX(number of excitation)**

Quiz

1. 아래의 diagram에서 각각에 해당하는 매개변수를 넣으시오.

가. (　　　)　나. (　　　)　다. (　　　)　라. (　　　)

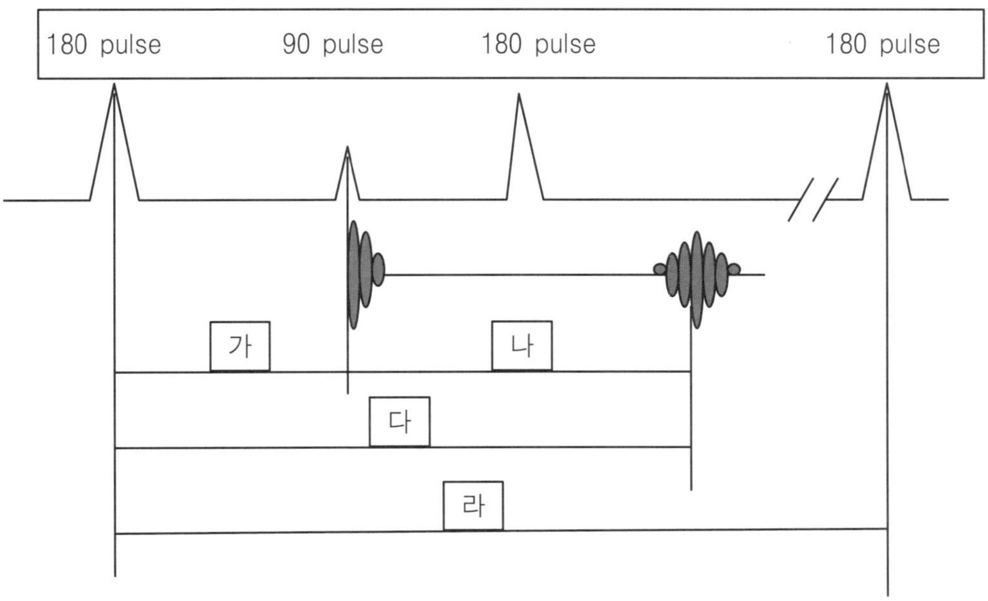

6) 펄스 시퀀스(pulse sequence)

- SE(spin echo)

- IR(inversion recovery)

- FSE(fast spin echo)

- GE(gradient echo)

- EPI(echo planar imaging)

Quiz

SE에서의 촬영시간

검사시간(TA) = (   ) ×위상부호화의 수×NEX

FSE에서의 촬영시간

검사시간 = TR × (   ) × NEX/ETL(echo training length)가 8이면 촬영시간은 1/8로 줄어든다.

7) MR artifact

- Ghost artifact

- Aliasing artifact(wrap-around)

- Susceptibility artifact

- Truncation artifact

- Chemical sift artifact

Quiz

1. 아래의 영상에서 나타나는 artifact는 무엇인가?

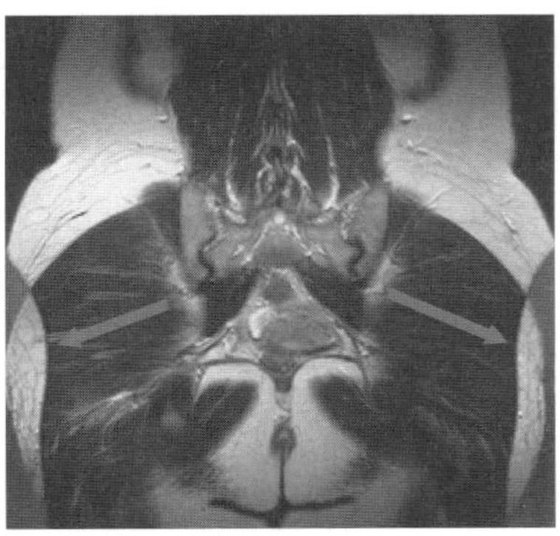

( )

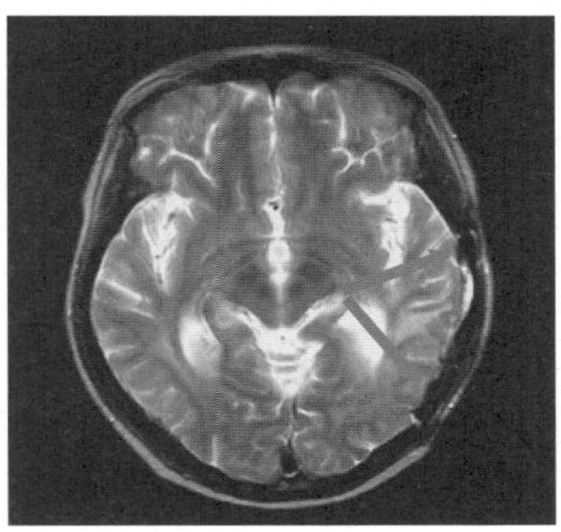

( )

8) 혈류와 MRA

• Time of flight(TOF법)

2D TOF의 특징은?

3D TOF의 특징은?

• Phase contrast(PC법)

2D PC의 특징은?

3D PC의 특징은?

• 조영 MRA

조영 MR angioraphy의 특징은?

오름(상행)대동맥	긴뼈(장골)동맥	온목(총경)동맥기시부
150~175	100~150	80~120
중 · 전대뇌동맥	망치뼈뇌바닥(추골뇌저)동맥	정맥
40~70	30~50	20 이하

참고) 인체의 혈류속도(cm/sec)

9) MR조영제

• 혈액뇌장벽(혈액뇌관문, BBB : blood brain barrier)

혈액뇌장벽은 모세혈관이 치밀하여 조영제가 투과하지 못하므로 정상의 뇌에서는 혈관만 조영증강이 되고 다른 조직의 조영증강은 미미하다. 그러나 다른 질병 등에 의해 뇌실질이 손상되면 조영제가 혈관을 빠져나와 조직내 간질 공간도 조영증강이 된다.

• Gadolinium 제제

• 조직 특이성 조영제

- SPIO 제제

- 망간제제

• 경구조영제

10) 안정성과 생물학적 효과

◆ 퀜칭(quenching)

초전도 마그넷(superconductive magnet)이 냉매인 액화헬륨(LHe)의 부족이나 초전도체의 불안정, 마그넷을 shut down시키는 과정 등에 의해 발생되는 초전도상태에서 상전도 상태로 되는 과정을 말한다.

Quiz

1. Quenching 현상이 발생되지 않도록 주의해야 할 직원의 안전수칙은?

◆ SAR(비흡수율 : specific absorption rate)

영상을 위해 사람에 인가되는 RF에너지로 인하여 체온이 상승하며, 이에 대한 안전 제한이다.

Head의 SAR제한은 (　　) W/kg

Body의 SAR제한은 (　　) W/kg로 어떠한 자장에 대해서도 동일한 제안을 받는다.

◆ dB/dt(time derivative of B)

임상현장실습

1. 금기사항
2. MRI의 전처치
3. 검사전의 환자대응
4. 검사 시의 환자대응
5. Coil의 선택과 적응부위
6. Pulse sequence 선택
7. 고속 촬상법과 적응부위
8. 조영검사와 단순검사의 의의 · 목적
9. 조영제의 종류, 투여량

1. 금기사항

◆ 검사를 해서는 안 되는 환자(절대금기)

– 검사를 받을 수 없는 경우 –

1) 환자의 몸속에 자성체를 가진 물질이 있나 확인.
2) 심장박동기(pacemake)를 부착하신 분.
 –> 자장내에서 심박동기에 미치는 영향은 첫째 자장이 전류를 유도하여 심장의 자연적 전기임펄스와 혼합되면서 박동기의 작동을 방해, 둘째 부가임펄스가 주어지면서 박동기의 전자석 스위치를 작동할 수 있다. 그러므로 이러한 효과는 결과적으로 박동기의 오작동을 발생시키는 까닭에 자장의 임계치를 5 gauss로 정하고 있으며 심박동기를 부착한 환자는 5 gauss 들어오지 못하도록 하고 있다.
3) 뇌동맥류 수술을 받아 금속성의 뇌동맥류 수술클립을 체내에 가지고 있는 분
 –> 동맥류클립은 최근에는 비자성체로 제작되어 MR검사를 할 수 있도록 하였지만 실제 비자성체로 제조 되었는지를 반드시 확인한 후 검사를 실시.
4) 최근에는 방사선 중제적 시술로 인한 stent가 많이 사용되기 때문에 이것 역시 비자성체인지 자성체인지 확인한 후 검사를 실시.
5) 안구에 파편과 같은 금속성 이물질이 있는 분
6) 보청수술을 받아 내이 이식기를 하고 계신 분
7) 협소공포증(claustrophobia)이 있는 분
8) 기타 이와 유사한 경우로 의심된다면 반드시 사전에 담당자에게 문의 하여 주십시오.
9) 마지막으로 NRPB(national radiological protection bord)에서는 임신 3개월 이내에는 가급적 검사를 하지 않도록 권고하고 있다.

– 검사 시 소지할 수 없는 물질 –

1) 목걸이, 반지, 귀걸이, 팔찌 등의 귀금속
2) 머리핀, 안경, 동전, 열쇠, 자기파스류
3) 시계, 보청기구, 호출기, 자기기록카드(신용카드, 전화카드 등)
4) 기타 금속물질, 브레지어

◆ 신중하게 시행할 필요가 있는 환자(원칙금기)

임신 3개월 미만의 임산부는 되도록 MRI 검사를 자제

임신 3개월 이상의 임산부는 MRI 검사 시 조영제 사용에 주의

◆ 임산부의 조영제 사용시 설명서

임신 중 MRI 사용 설명서

임신 중 MRI의 일반적인 권고안은 다음과 같습니다.

산과영역에서 영상진단을 위한 일차적인 수단은 초음파검사이지만, 모든 경우에서 초음파검사로 충분하지 않습니다.

MRI는 전리방사선을 사용하지 않아 추가적인 검사가 필요한 경우에 이상적인 방법일 수 있습니다.

현재까지 MRI가 태아에게 좋지 않은 영향을 미친다는 증거는 없습니다.

그러나 아직 MRI의 안전성에 대해서도 충분한 자료가 부족한 실정입니다. 임신 제1삼분기에는 태아 기형이나 자연유산의 위험성을 배제할 수 없으므로, MRI 검사를 피하는 것이 좋습니다.

그러나 실제적으로 이 시기의 MRI는 태아 진단보다는 산모를 진단하기 위한 목적으로 사용되므로, 전리방사선을 사용하는 다른 영상수단보다는 MRI를 사용하는 것이 더 권유됩니다.

** 임신한 여성에서 MRI 검사 시 조영제의 사용은 잠재적인 태아의 위험성을 고려하여 진단적으로 반드시 필요한 경우로 제한하는 것이 좋습니다.

** 산모, 수유 중 → 조영제는 태반을 통과, 유즙으로 배설됩니다.
→ 기형유발의 증거는 없으나 주의를 요한다.
→ 만 하루 후에 수유하시는 것이 좋습니다.

환자와 보호자는 상기사항을 숙지하고 MRI 검사를 시행하도록 합니다.

년 월 일

환자 성명 :

보호자 성명 :

설명의사 :

2. MRI의 전처치

◆ 전처치의 필요가 있는 MRI 검사와 그 전처치의 내용

– 검사 전처치 및 준비사항 –

1) 복부 MRI를 할 환자는 검사 전일 자정부터 공복을 요하며 입원환자는 병실에서 5 %DW 수액을 IV한 상태에서 검사 실로 온다. 복부 검사를 제외한 모든 환자는 6시간 전부터 공복을 요한다.

2) 조영제를 사용하는 모든 환자는 검사 전에 18 G needle로 IV route를 확보한 후 3 way를 연결함을 원칙으로 한다.
단, 소아의 경우는 더 가는 needle을 사용할 수 있다.

3) 소아의 진정은 Pocral(10 % chloral hydrate : 경구용) 0.6~0.7 kg을 검사 30분 전에 IV route를 확보한 후 경구투여 한다.

4) 조영제 injection시 성인의 사용량은 복부검사 15 mL, Spine검사 시 15 mL, Head & Neck 검사시 10 mL를 사용하며, Angio검사 시 20 mL를 사용한다. Peripheral angio는 30 mL 소아의 경우 0.2 mL/kg를 bolus로 injection 하고 검사를 시작한다.

5) 조영제 증강검사 시 조영제 사용에 대하여 본인 또는 보호자에게 자세히 설명하고 사용 동의서를 얻어야 한다.

3. 검사 전의 환자대응

• MRI 검사설명

– MRI검사란? –

강한 자기장과 고주파(RF)를 이용하여 인체의 수소원자를 공명시켜 나오는 신호를 영상화 하여 인체의 단면상을 얻는 검사로 인체에 무해하며 혈관, 인대, 근육 등의 연부조직 진단에 뛰어난 검사 장비이다.

1. 두경부 검사목적 – 두통, 어지러움증, 안면마비, 삼차신경통, 뇌출혈, 뇌졸중, 종양 등의 진단 및 뇌조직의 변화 등을 관찰하여 치료효과 및 추적검사 등에 이용 된다.

Quiz

1. 두경부의 검사부위를 나열하시오.

2. 척추검사목적 – 척추사이원판, 염증, 퇴행성 질환, spinal code injury, 종양 등의 감별검사에 이용 된다.

3. 근골격계 검사목적 – 인대, 연골 등의 손상, 관절의 이상 유무, 종양 등의 감별검사에 이용

Quiz

1. Shoulder에서 rotator cuff에 관여하는 muscle을 나열하시오.

2. 상, 하복부 검사목적 – 간, 쓸개관(담관), 이자(췌장) 등의 염증성 질환 및 다른 장기 등의 이상 유무 등을 알기 위해 검사한다. 특히 간세포암과 간혈관종의 구분이 용이하다. 하복부의 경우 부인과 질환(자궁암, 근종, 난소암 등)과 전립샘 질환 등의 검사에 이용

3. 혈관 검사목적 – 동맥류, 혈관기형, 혈관협착 등의 검사에 이용

Quiz

1. Willis circle과 carotid artery의 해부학적 구조를 그려보시오.

4. 검사 시의 환자대응

Image quality에 영향을 주는 요소

1) Patient factor

→ History talking, Patient cooperation

2) Position factor

→ Field of view, Patient centering

3) System factor

→ Magnet bore온도, 항온항습기 및 chiller의 온도 측정

4) Technique factor

→ TR, TE, FOV, Matrix, Pulse sequence의 선택

- **Positioning**

- **긴급 시 연락법**

- **검사 시의 환자와의 communication**

- **검사시간**

참고) Scan 시간(2차원 촬상)

Scan time = TR · Ny · NEX

TR : 반복시간 **Ny : 위상부호화수**

NEX : 가산회수

5. Coil의 선택과 적응부위

코일은 크게 RF-pulse를 보내고(transmittion : TX), 수신(receive : RX)하는 일을 함께하는 TX/RX겸용과 RX만하는 수신전용 coil로 나뉠 수 있다.

Quiz

1. Coil 별로 사용되는 각각의 검사 부위

6. Pulse sequence 선택

참고) S/N비

$$S/N = K \cdot \text{boxel size} \cdot \frac{\sqrt{\text{계측회수}}}{\sqrt{\text{대역폭}}}$$

• **지방억제의 적응과 방법**

– 위상차법

– 주파수차법

T_1이완시간차법(STIR법)

참고) MRI 신호강도

조직 · 병변	T_1강조상	T_2강조상
지방	고	중간
뇌척수액	저	고
뇌(백질)	경도고	경도저
뇌(회백질)	경도저	경도고
간장	경도고	경도저
이자(췌장)	경도고	경도저
지라(비장)	저	고
쓸개(담낭)	저~고	고
콩팥(피질)	중간	고
콩팥(수질)	저	고
부신	저	저
근육, 건, 인대	저	저
골피질	저	저
석회화, 공기	저	저
혈종(급성기)	중간	중간
혈종(아급성기)	고	고
혈종(전성기)	중간	저
낭종	저	고
낭포	고	고
부종	저	고

7. 고속 촬상법과 적응부위

• **확산강조영상**(diffusion image)

초급성 뇌허혈증의 진단에 용이. 뇌척수액 처럼 확산이 크거나 빠른 조직은 저신호로 나타나며, 확산이 작거나 느린 조직에서는 고신호(초급성 뇌허혈증)로 나타난다.

• **관류영상**(perfusion image)

뇌허혈 및 뇌종양의 진단에 주로 이용. 조영제를 이용하여 자기자화율차이를 크게 만들고 정상 또는 비정상 부위의 신호강도를 측정하여 병소 부위를 정확히 알아낼 수 있으며, 혈관의 관류상태, 뇌혈류량, 뇌혈류 속도 등을 관찰할 수 있다.

• **뇌기능영상**(functional MR imaging)

뇌는 부위별로 고유한 기능을 지니고 있으며 어떠한 기능을 수행하기 위하여 특정부위의 뇌 신경활동이 항진되면 이와 함께 그 부위에 국소적으로 뇌혈류 증감 및 대사가 증가 한다. 사용되는 기법으로는 bold기법과 inflow기법이 있다.

1) Bold(blood oxygen level dependent)

2) Inflow

Quiz

1. 다음 중 fMRI의 영상은 어느 것인가?

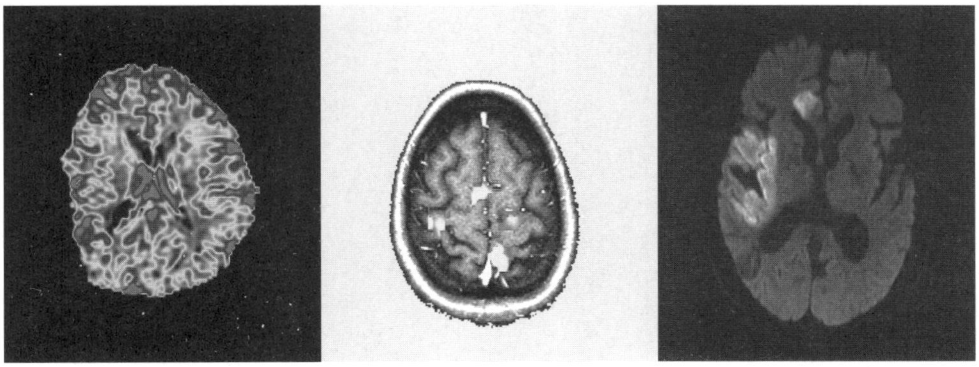

8. 조영검사의 목적과 대상

• 조영제란?

조직의 영상을 변화시키는 물질로 색소제와 비슷한 역할을 한다. 보고자 하는 부위의 조영증강 유무 및 병소의 구분에 사용 되며, cyst와 solid 그리고 vascular mass 등의 구별에 이용되며 정맥주사용 또는 oral용 등이 있다.

Quiz

1. 조영제의 주입 경로

Anticubital vein → Subclavian vein → SVC → (　　　　　) → (　　　　　) → Pulmonary trunk → Pulmonary artery → Pulmonary vein → (　　　　　) → (　　　　　) → Aorta

9. 조영제의 종류, 투여량

1) MR 조영제의 주성분

신호강도를 변화시킬 수 있는 상자성체(paramagnetic)나 강자성체(ferro-magnetic)물질을 이용한다.

1. 상자성체로 구성된 조영제 - 조직에 흡수되어 T_1이완시간을 단축시키게 되고(T_1 shortening effect) 흡수된 부위의 signal을 증가시켜 T_1 강조영상에서 밝게 보이도록 만들어 준다. 미 FDA에서는 gadolinium만을 임상에 허용하고 있다.
2. 강자성체로 구성된 조영제 - 조직의 T_2 이완시간을 감소시켜 signal 감소를 시킨다.

2) 조영제의 종류

Gd-HP-DO_3A(prohance®), Gd-DOTA(dotarem®), Gd-DTPA-BMA(omniscan®), Gd-DTPA(magnevist®) 등의 조영제가 임상에 사용되고 있다.

3) 조영제 투여량

① 0.2 mL/kg

- **조영제 금기**
  1. 신기능 이상자
  2. 임산부
  3. 수유 중인 산모는 되도록 48시간 이후에 수유함을 권고 한다.

과 제

실습기간 중에 실제로 검사를 받아봄으로서 환자의 심정과 검사를 실감한다. 또한 얻어진 영상에 대해서 해부학적 명칭 T_1, T_2 강조영상의 차이점에 대해서 작성한 report로 제출한다.

Ⅵ. 심장 catheter 검사

1. 언행 및 검사실내의 청결도에 유의한다.

심장 카테터 검사법을 심강내나 대혈관내에 카테터를 삽입하여 내압이나 심박출량 등을 직접 측정하는 방법이다. 여러 가지 카테터를 사용해서 다음과 같은 검사를 한다.

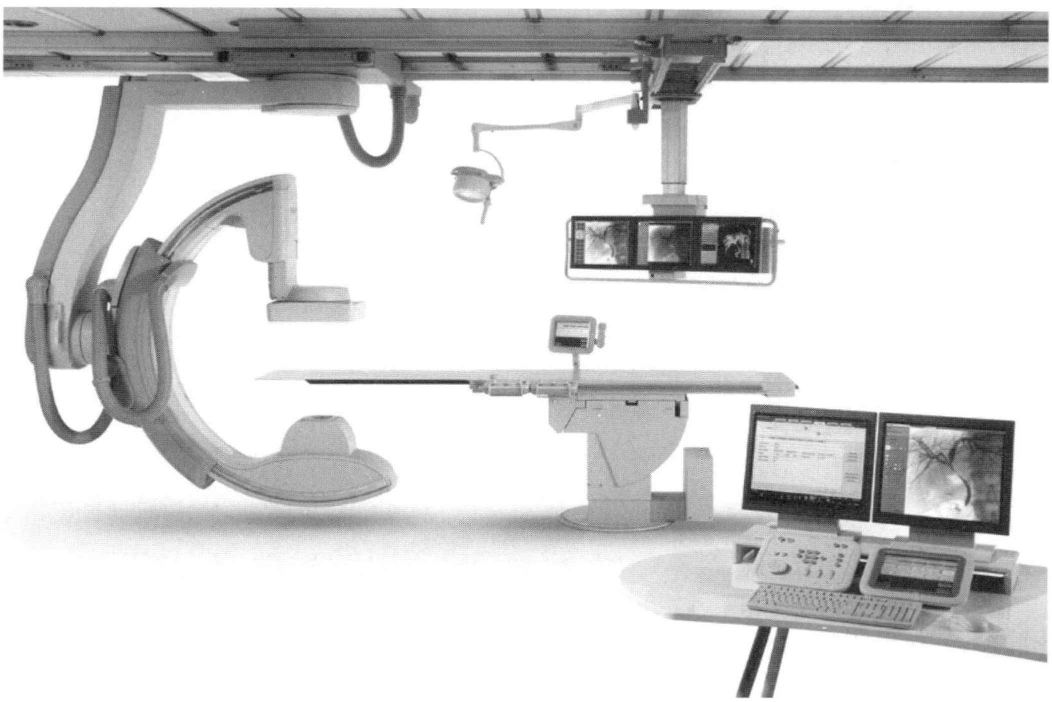

심장이나 대혈관의 내압측정, 심박출량측정, 혈액채취, 산소포화도의 측정, 심근생검, 전기생리학적 검사, X선학적 검사(심장이나 혈관조영), 카테터를 이용한 치료(IVR)가 수행되고 있다.

2. 심장의 위치

심장의 중량은 성인에서 평균 200~300g. 정면에서 보면 심장의 2/3 정중선에서 좌측으로 있으나 나머지 1/3은 정중선에서 우측이다.

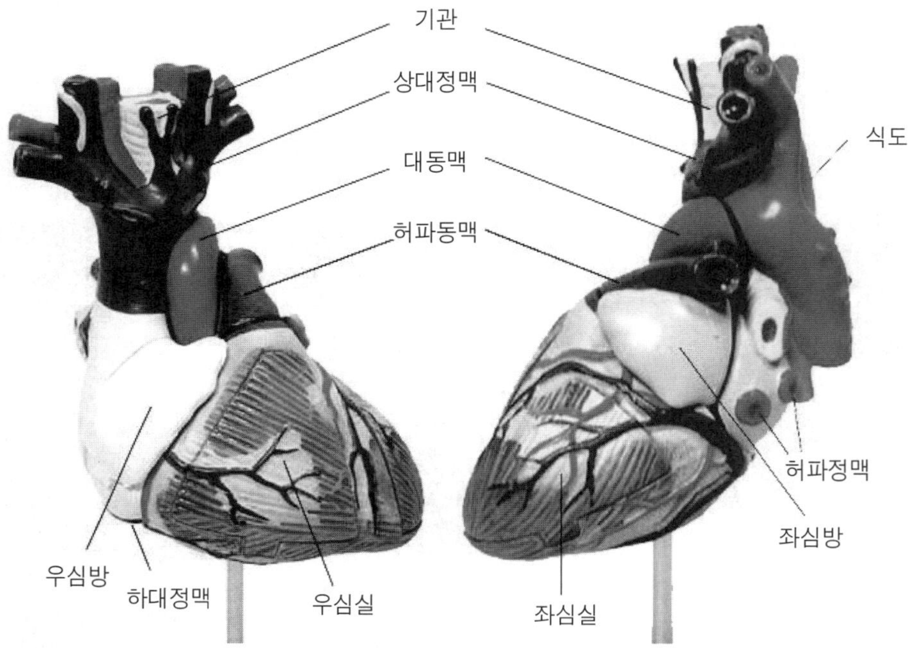

1) 관상동맥의 segment 분류와 협착의 정도

우관상동맥(RCA) : segment. 1~segment. 4로 분류

좌관상동맥(LCA)

LMT(왼쪽 주요 몸통부, left main trunk) : segment. 5

LAD(좌전하행동맥, left anterior descending) : segment. 6~10로 분류

LCX(좌회선지, left circumflex) : segment-11~segment-14(15)

2) 관상동맥의 지배영역

RCA : 우심방 · 우심실 · 좌심실의 하벽 · 좌심실의 후벽 · 심실중격하 1/3 · 자극전도계

LAD : 우심실의 전벽 · 좌심실의 측벽의 일부 · 심실중격상 2/3

LCX : 좌심방 · 좌심실측벽 · 좌심실 후벽의 일부

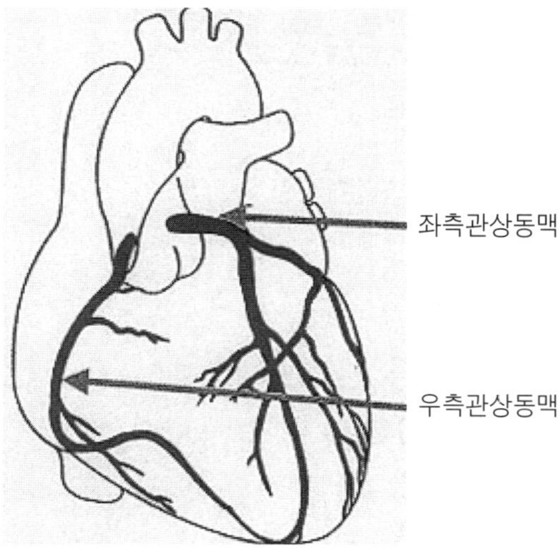

3) 카테터 조작

(1) Seldinger법

병변부로 approach(관상동맥 조영시)

1. 넙다리동맥(대퇴동맥) 천자법(trans-femoral approach)
2. 위팔동맥(상완동맥) 천자법(trans-brachial approach)
3. 노동맥(요골동맥) 천자법(trans-radial approach)

시술자의 경험이나 해부학적 구조에 따라 선택

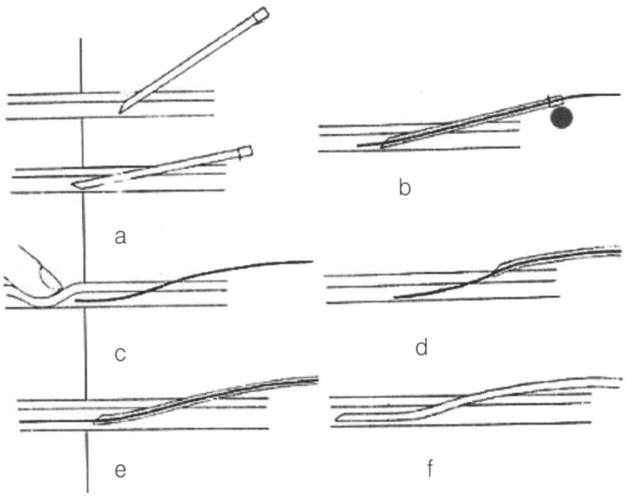

4) 문헌 등에 의해 아래의 항목을 설명하시오.

(1) A : 조영검사

종류와 주목적(평가)을 기입할 것

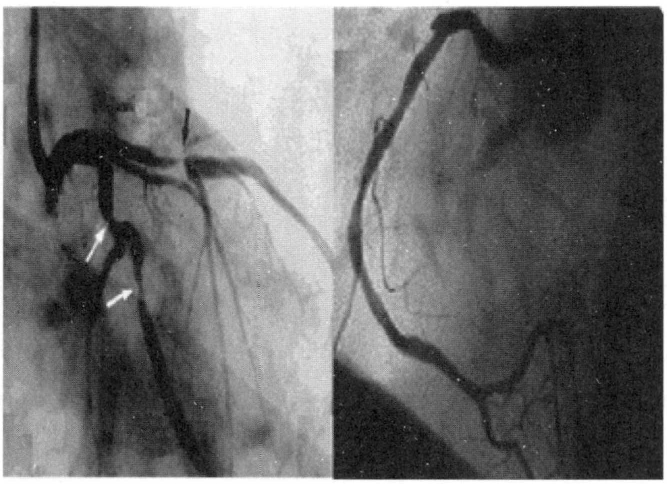

- **좌심계**

- **우심계**

- **기타**

(2) B : 질환

- **선천성 ASD, VSD, TOF, PDA, TGA, DORV, SA, SV**

- **후천성 관상동맥 질환, 판막질환, 심근증이란?**

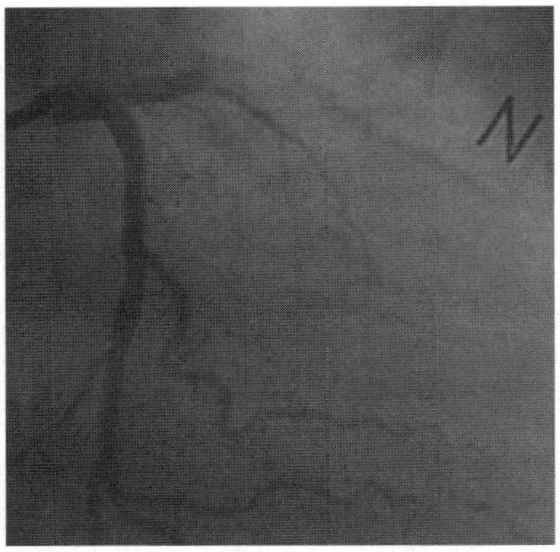

• **관상동맥 재건술(CABG)의 대상**

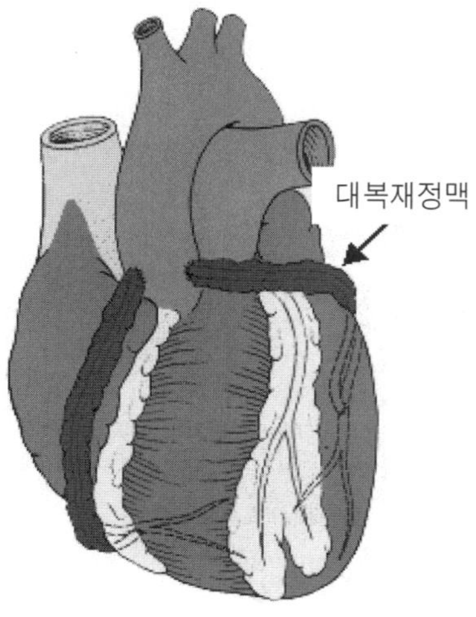

관상동맥 우회수술

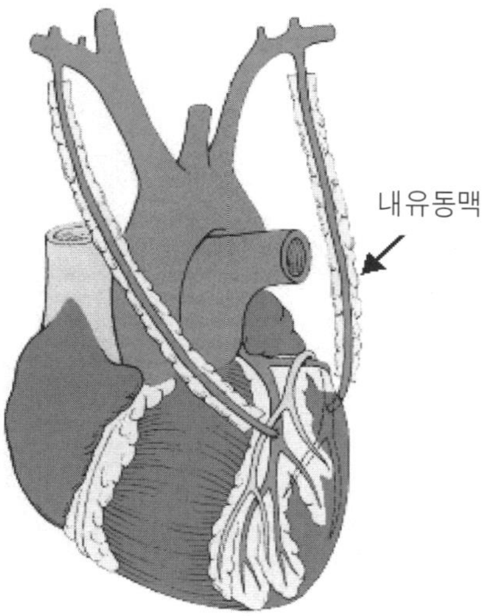

관상동맥 우회수술

(3) C : 해부와 생리

• 심장을 구성하는 심방, 심실, 판막, 혈관의 이름과 위치 및 기능

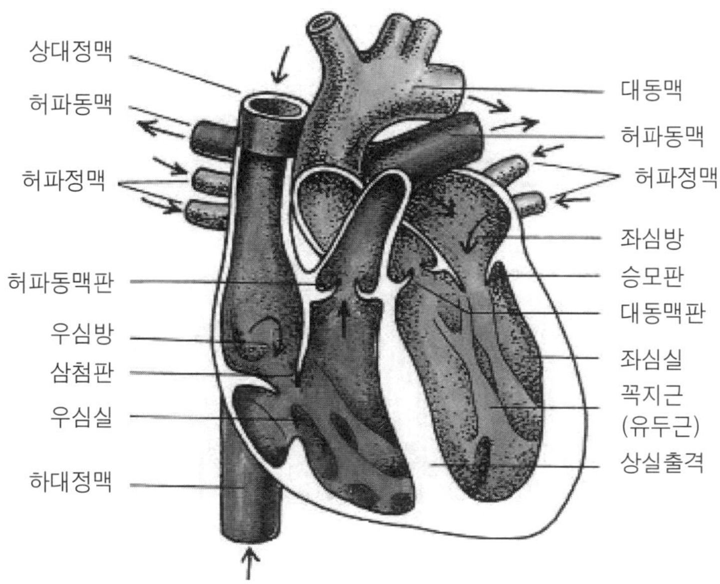

- 심장의 내부 구조

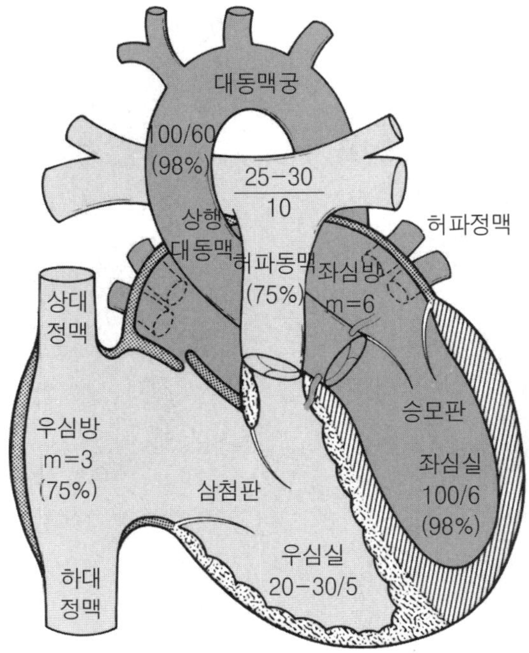

- 정상인의 심내압(mmHg)과 산소포화도(%)(공백을 메우시오)

	수축(말)기[a파]	확장(말)기[v파]	평　균
RA	~	~	~
RV	~	~	~
PA	~	~	~
LA(PCW)	~	~	~
LV	~	~	~
AO	~	~	~

• 정상인의 산소포화도

RA : %, RV : %, PA : %

LA : %, LV : %, AO : %

(4) D : 카테터 검사

• 업무 개시 점검의 필요성

• 촬영각도 angulation(RAO, LAO, cranial, caudal)

• 촬영 speed

• 조영제 주입량과 주입속도

아래의 질문에 기술하시오.

1. Test injection의 필요성

2. 검사(촬영) 목적

3. Catheter의 주행

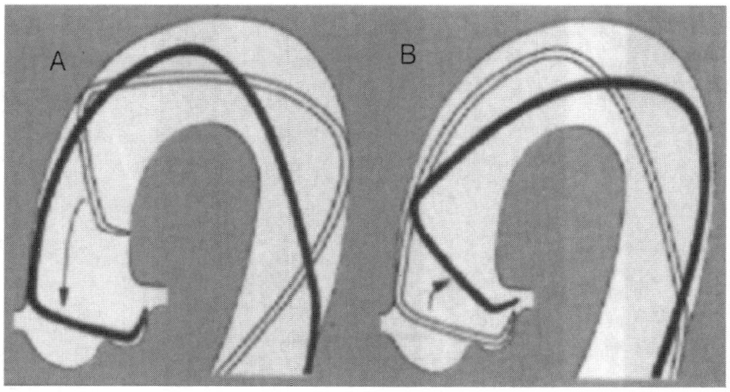

4. Catheter 종류

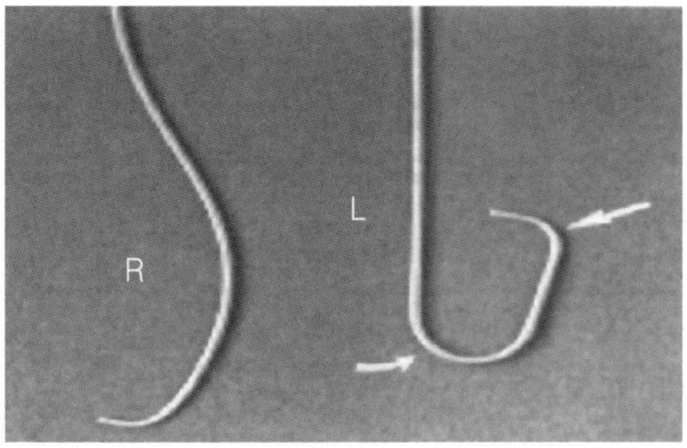

5. 심장 카테터에 있어서 IVR

6. 방사선사의 역할

7. 심장 카테터실에 필요한 주변기기

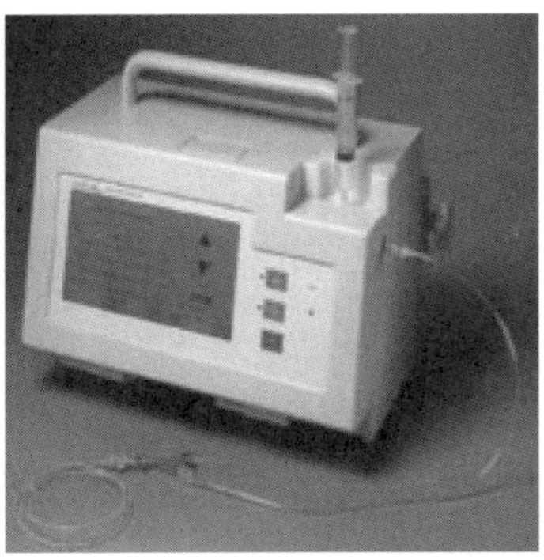

아래의 각도에서 관상동맥을 그려보시오.

(혈관에 segment 구조는 약자로 기재할 것)

1. RAO 30° 에서의 RCA

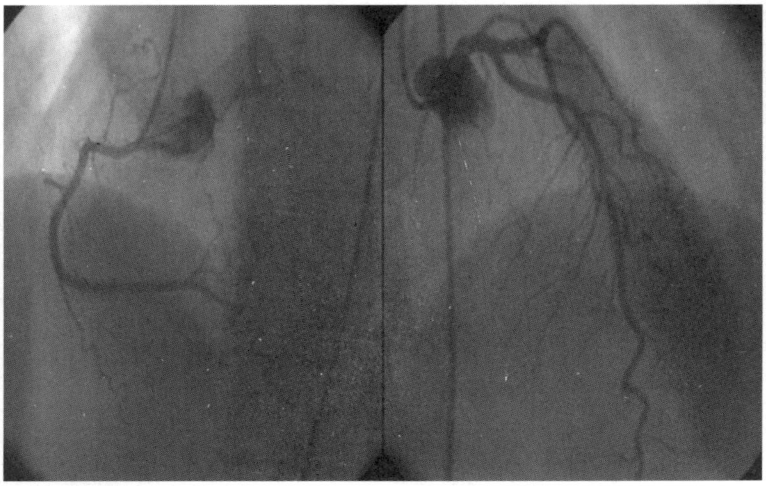

2. RAO 30° 에서의 LCA

Ⅶ. 혈관조영

1. 혈관조영법

카테터라고 하는 가느다란 관을 경피적으로 혈관 내에 삽입하고 카테터를 목적하는 혈관까지 투시하에서 진입시켜 혈관과 그의 지배하는 장기를 조영하는 촬영법이다.

그 대상은 여러 가지 심장 질환이나 혈관성 질환, 종양성 질환 등이 있다.

경피적으로 카테터를 삽입하는 기법을 seldinger법이라고 한다. 촬영은 카테터를 목적하는 혈관에 삽입 한 후 조영제를 자동주입기 등으로 주입하고 시행한다. 촬영에는 digital 영상정보로서 기록 운용한다. 조영제의 투여량은 혈관 직경이나 유속 및 검사목적에 따라 결정한다.

혈관조영은 지금까지 진단목적으로 시행하는 것이 많았다. 기타 비침습적인 영상진단이 발달한 현재는 악성종양에 대해 색전술이나 출혈의 control, 혈관 확장술, 항암제의 동주요법 등 vascular interventional radiology라 부르는 치료적 응용으로 시행이 많았다.

Catheter나 guidewire의 개량과 기술의 향상은 초선택적 혈관 조명을 가능하게 하고 고정밀도의 치료를 가능하게 하였다.

2. DSA 장치

1) DSA의 원리

2) DSA 장치의 구성

3) DSA 영상의 특징

3. 조영제와 부작용

1) 혈관조영에 쓰는 조영제의 특징을 쓰시오.

2) 조영제의 부작용 증상에 대해서 요약하시오.

4. 영상처리

아래에 열거한 영상처리 및 영상표시를 요약하고 임상에서는 어떻게 사용하는지 배운다.

1) 표시계조

2) 공간 filter

3) Remarking 처리

4) Pixel shift 처리

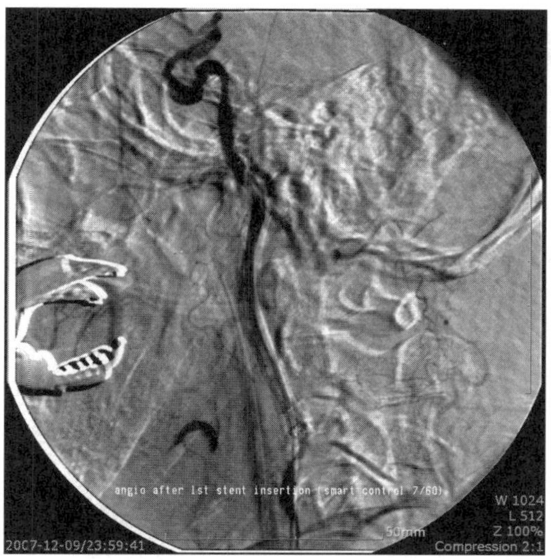

5) 영상가산표시

6) Test image holder(LIH)

7) 로드맵핑

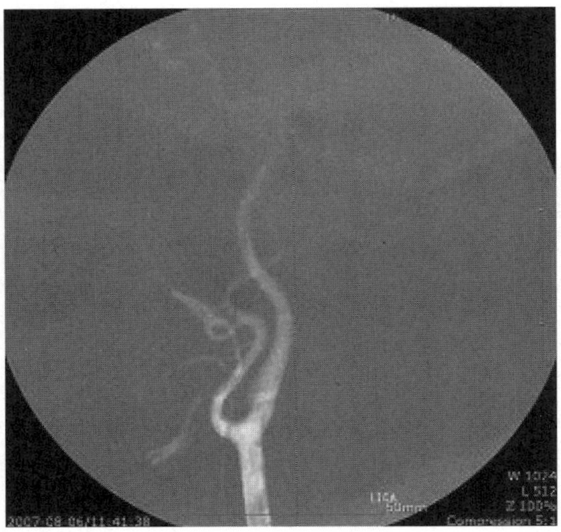

5. 혈관해부

아래 표시한 혈관의 해부도를 작성하시오(또는 각 혈관의 명칭을 기술하시오).

1) 내경동맥

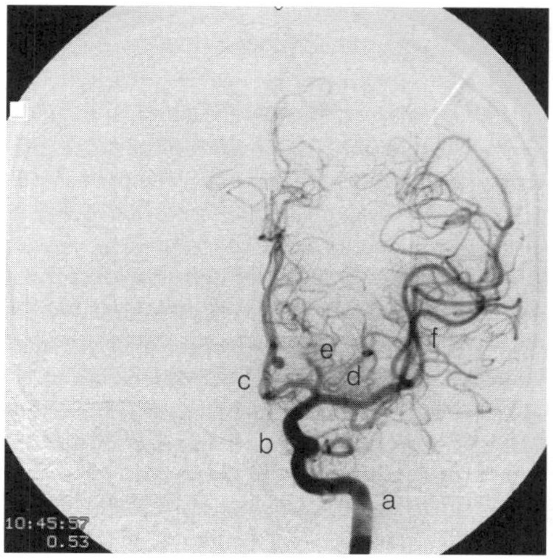

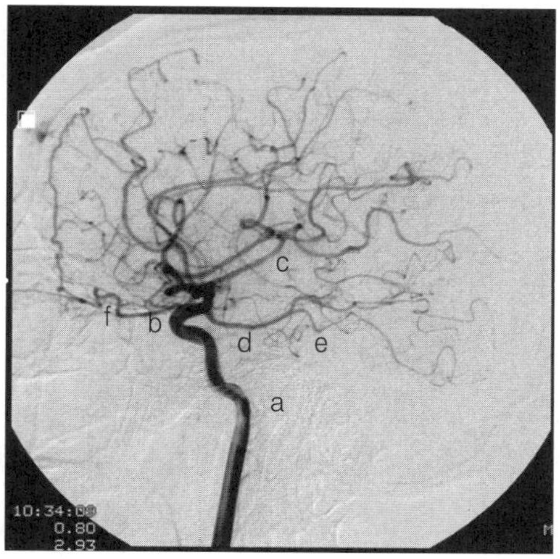

2) 추골동맥

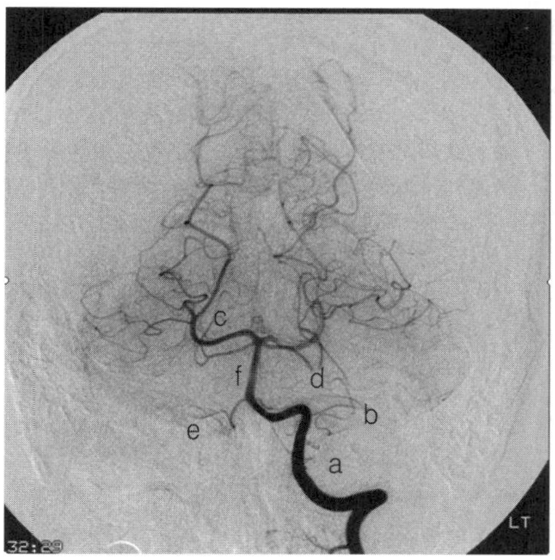

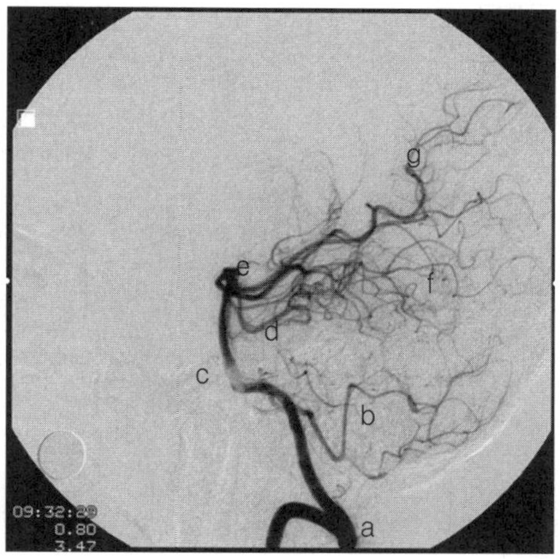

3) 대동맥궁부

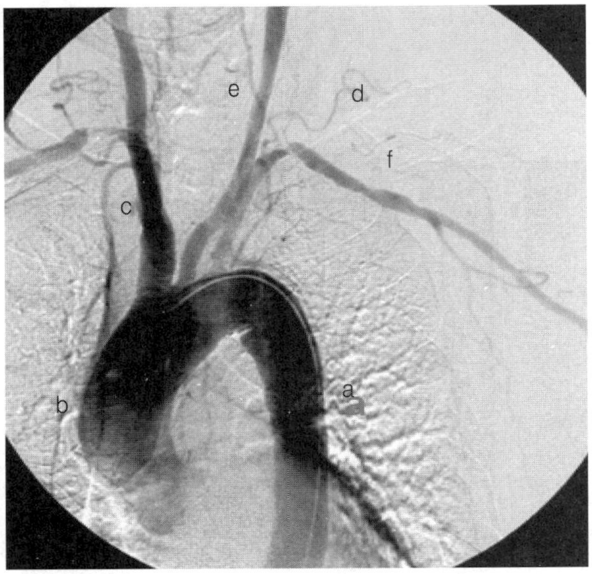

4) 복강동맥

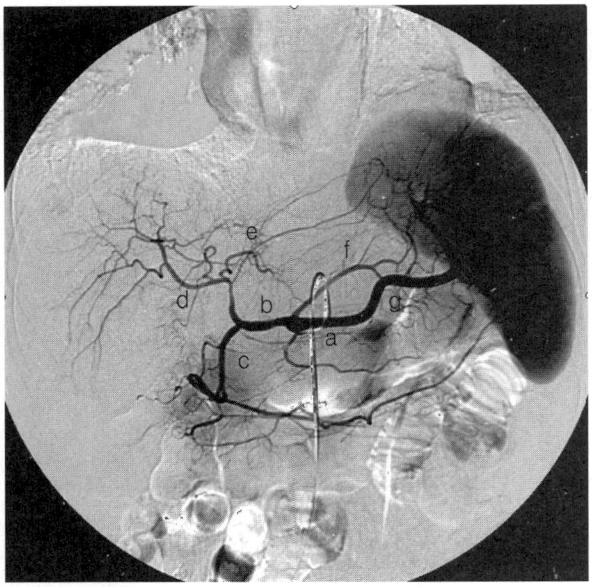

5) 복부 대동맥

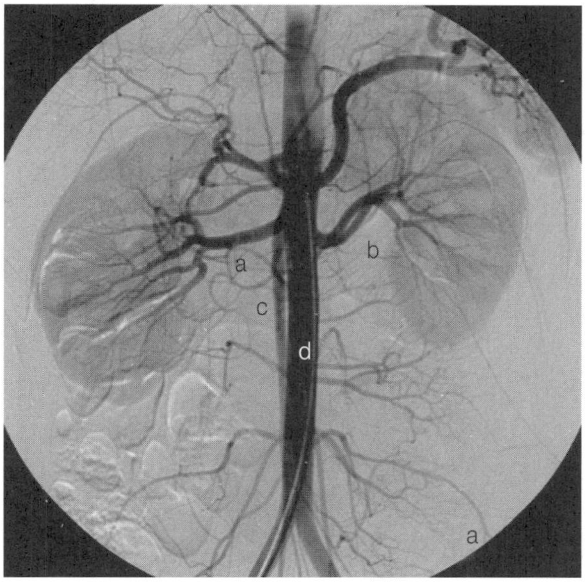

6) 골반부의 동맥

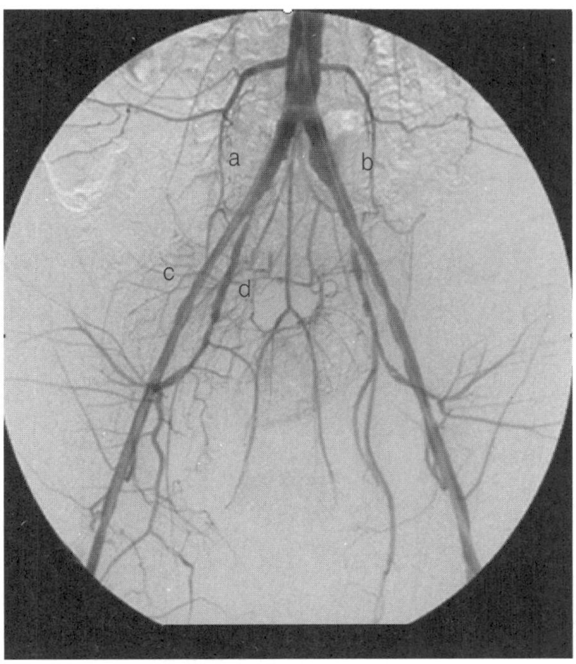

7) 혈관색전술(vascular interventional radiology)

종양의 영양혈관이나 이상혈관(동정맥 기형 등) 파열된 혈관출혈 등을 각종 색전물질로 색전하는 치료법이다. 동맥에 대한 혈관색전술을 경 카테터동맥색전술(transcatheter arterial embolization : TAE)이라 한다. 혈관색전술로 악성종양, 양성종양, 혈관병변, 출혈 및 장기기능 항진증 등을 진단할 수 있다.

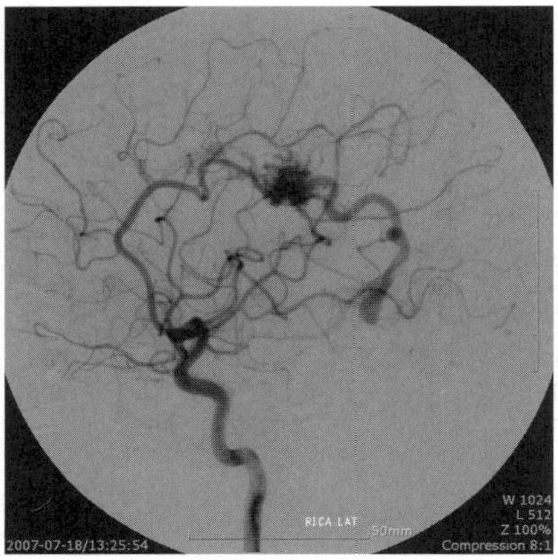

8) 혈관색전술 혈관 내 수술

주로 말초파열 뇌동맥류를 대상으로 한다. Micro catheter에서 동맥류 내강에 코일을 충전하고 폐색해 모동맥의 혈류를 온존(溫存)하는 치료법. neck의 비교적 좁은 낭산의 동맥류가 좋은 적응이 된다.

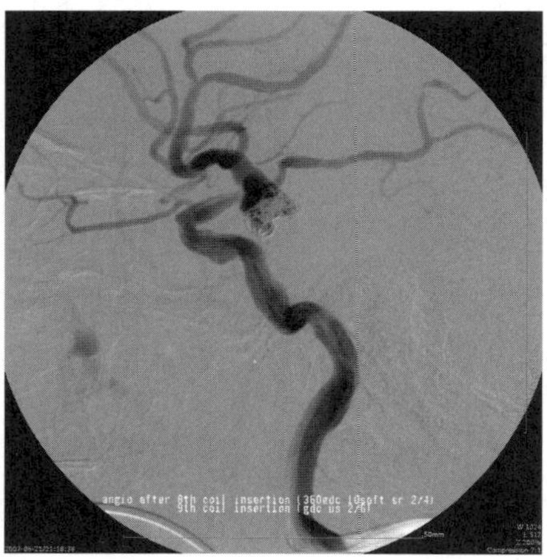

9) 약제동주(動注)요법

병변부의 지배동맥에 약제를 선택적으로 주입하는 치료법이다. 전신투여에 비해 국소의 약제농도를 높이며 치료효과를 증진시키며 또한 부작용을 경감하는 이점이 있다.

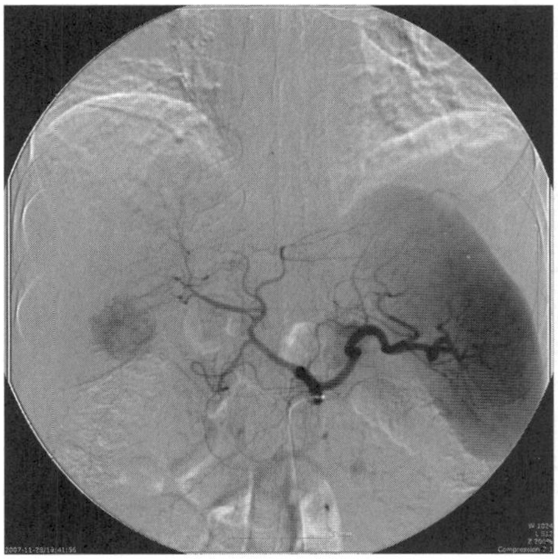

10) 경피적 혈관형성술(percutaneous transluminal angioplasty : PTA)

경피적 혈관형성술은 혈관의 협착성 병변 또는 폐색을 카테터로 확장하는 치료법이다. Balloon catheter나 stent 등을 이용한다. 주된 적용부위는 목동맥, 추골동맥, 관상동맥, 대동맥, 콩팥동맥, 긴뼈동맥 및 사지말초동맥 등이 있다.

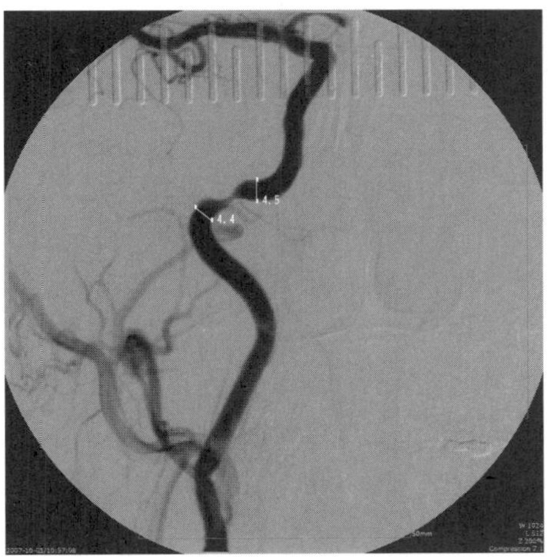

6. 사용기기

아래 기술된 사용기기에 대해서 조사하고 어떻게 사용하는지 요약하시오.

1) Catheter

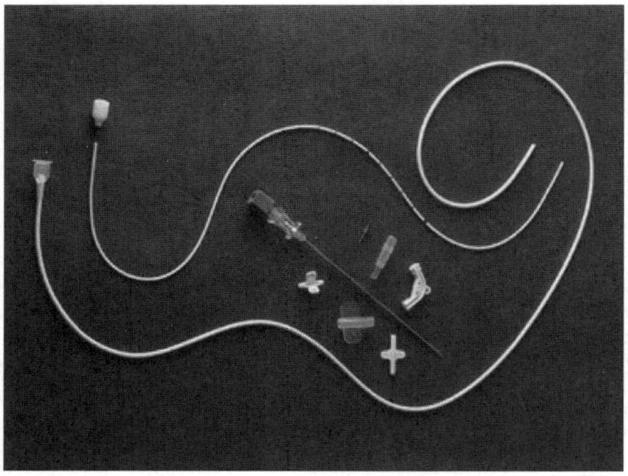

2) Guide wire

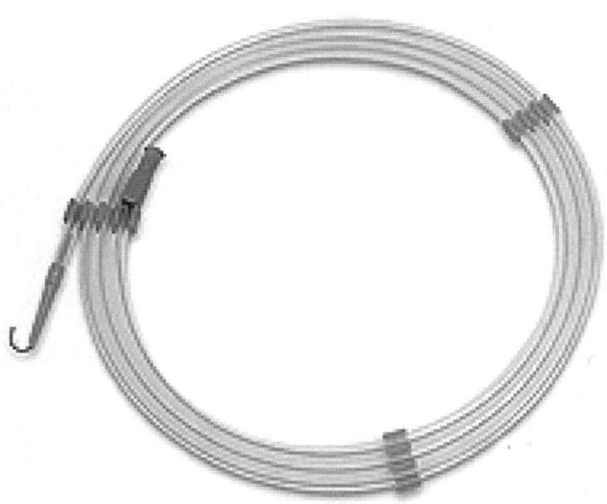

3) Sheath dilater

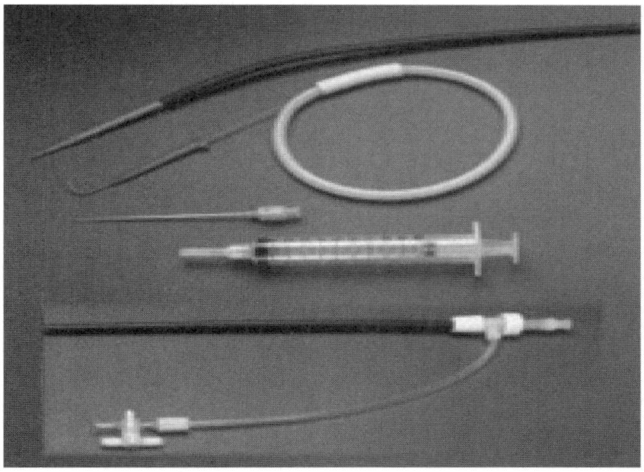

4) Coil

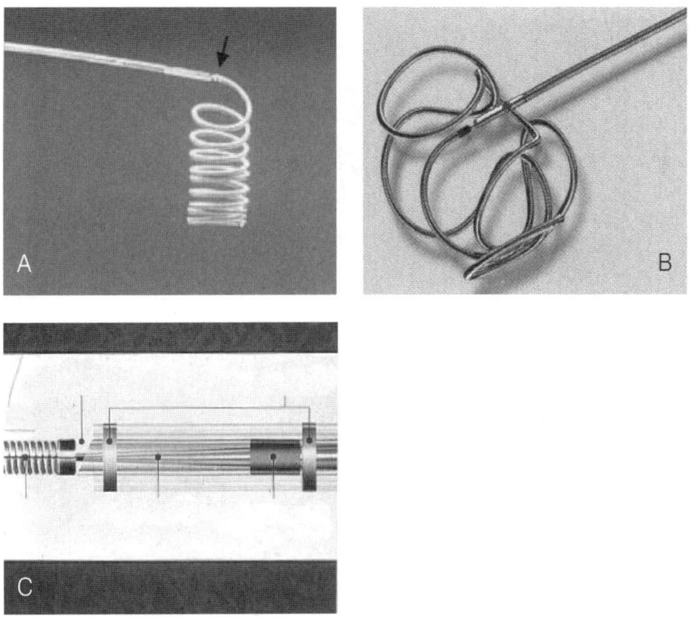

Riching B Joumal fiur Neurologie. Neurochirurgie und Pstchiatrie 2002:3(4):12-16ⓒ

5) Gelatine spongy

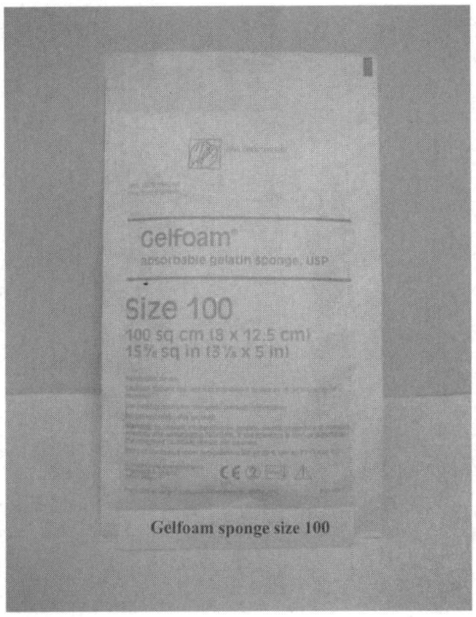

Gelfoam sponge size 100

6) Stent

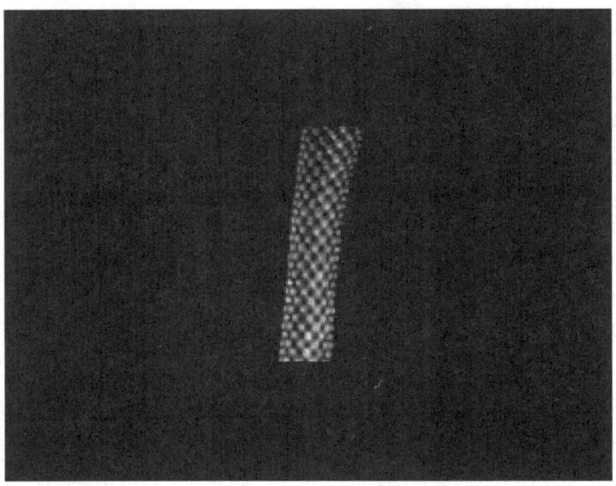

7) Automatic Injector

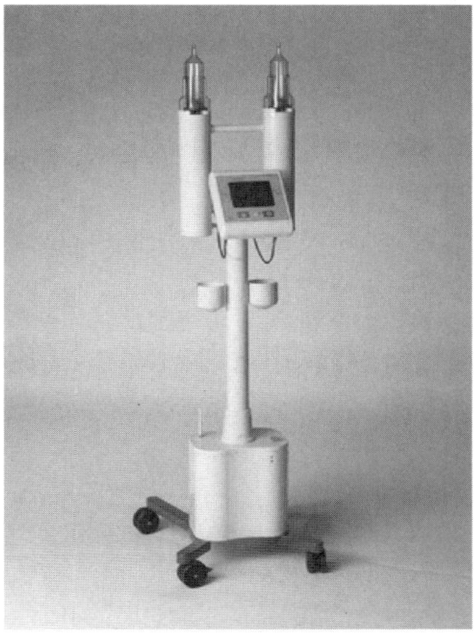

8) 보상 filter

9) 고정구

7. 피폭방어

- 외부 피폭의 방사선 방어의 기본 3원칙은 (   ) (   ) (   )이다.

- 혈관조영검사실에서는 피폭방어에 대해서 어떤 구조로 되어 있는지 실습을 통해 검토해야 한다.

- 의료피폭과 직업피폭의 피폭선량과 선량한도에 대해서 기술한다.

8. 혈관조영과 감염증

- 혈관조영검사실에서 문제가 되는 감염증을 열거한다.

- 혈관조영, IVR의 감염증 대책에 대해서 요약한다.

9. Artifact

혈관조영에서 발생하는 artifact를 열거하고 그것을 저감시키기 위한 기술을 soft면과 hard면에서 approach한다.

10. 최근의 장치

1) 3D-angio system

뇌동맥류의 혈관조영검사 및 IVR은 특히 그의 위치 및 형상파악에 곤란을 겪는 경우가 많다. 고속회전 DA의 영상에서 혈관을 재구성하고 3차원 표시하는 3D-angio system이 있다.

◆ 3D-angio system의 유용성에 대해서 실습을 통해서 고찰한다.

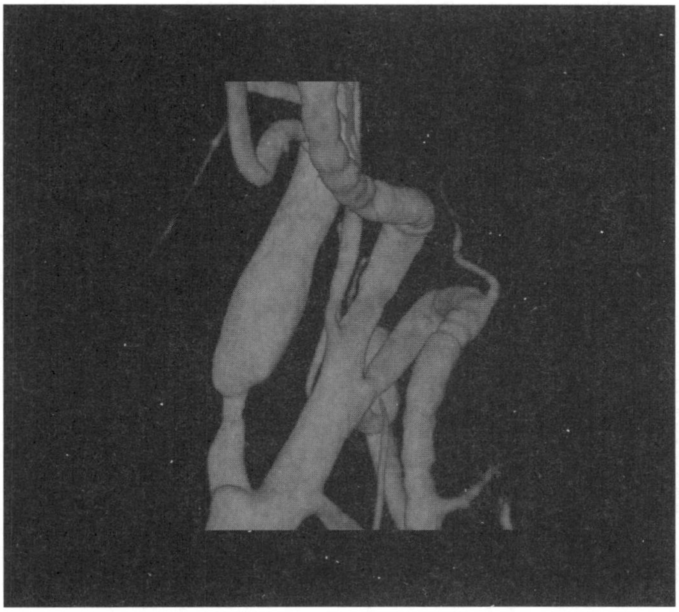

2) 평면검출기(flat panel detector : FPD) 탑재형 혈관조영장치

평면검출기는 그의 이름을 통해 평면적인 수상기이며 반도체를 이용해서 X선 에너지를 전기신호로 바꾼다. X선 에너지를 직접 전하로 변환하는 직접변환방식과 X선을 한번 빛에 변환시킨 후 전하로 변환하는 간접변환방식이 있다. 박형으로 compact한 형상이며 종래의 image intensifier(I.I)를 이용한 digital system을 능가하는 고화질 영상을 얻는다.

• FPD의 임상적 유용성에 대해서 조사한다.

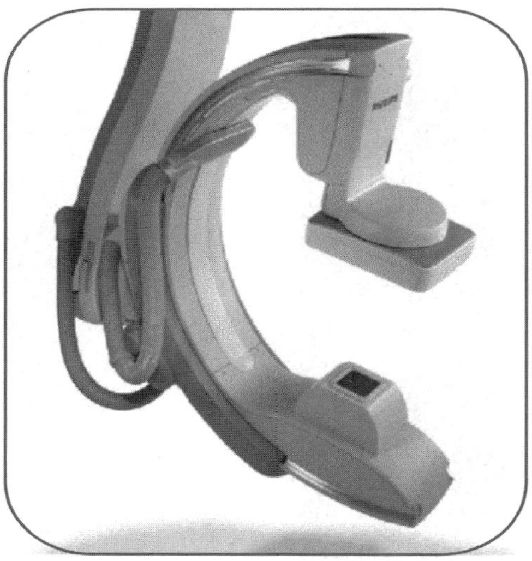

3) Xper CT

C-arm을 회전시켜 3D촬영을 하며 연부조직 등 저농도영역의 3차원 영상을 표시한다.

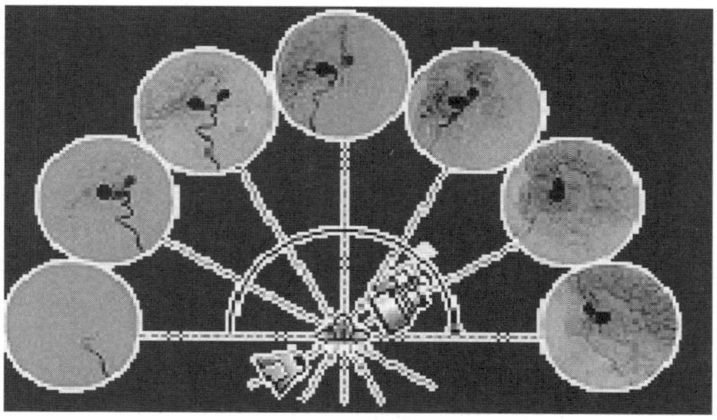

Rotational angio

※ 비혈관계 중재적 시술(IVR)에 대해서 정리하시오.

MEMO

Ⅷ. 초음파 검사

1. 초음파 검사의 원리

초음파 진단기의 기본 동작 원리는 인체에 초음파를 발사한 후 반사되어 돌아오는 신호를 처리하여 화면에 표시하는 것이다. 이때 인체 내부의 속도를 1540 m/s라 가정하고 반사체의 깊이를 계산한다. 초음파를 발사한 후 바사파가 돌아오는데 걸리는 시간을 계산하여 반사체의 깊이를 찾아내며 이를 화면의 해당 위치를 표시하게 된다.

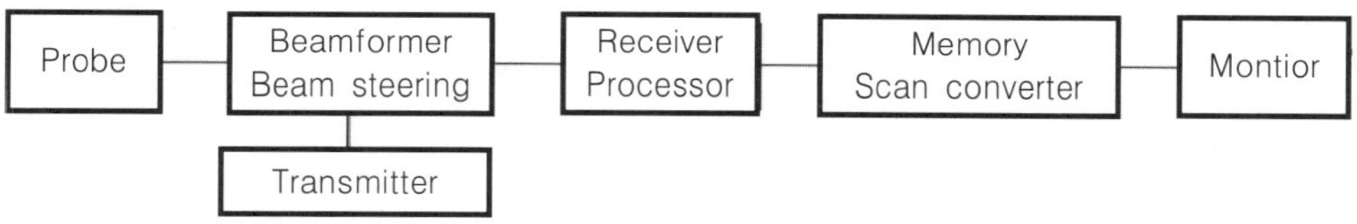

1) Beam former

(1) Focusing

여러 개의 element가 동시에 초음파를 발사하는데 이들 모든 초음파가 원하는 지점(focal point)에 모이도록 하는 과정이 focusing이다. 초음파를 발사할 때 각 element에서 발생된 초음파가 focal point에 도달하는 시간 차이를 극복하기 위해 적절한 순서를 정해서 발사하는 방법을 transmit focusing이라 한다. focal point로부터 돌아오는 반사파가 각 element에 도달하는 시간 차이를 극복하기 위해 적절한 시간 차이를 주어 동일한 시간에 정렬되도록 하는 방법을 receive focusing이라 한다. focusing의 모든 과정에는 시간 지연이 포함되는데 이 시간 지연방식에 따라 digital beam forming과 analog beam forming이 분리된다. Analog beam forming은 시간 지연을 주기 위해 analog delay line이라는 부품을 이용하게 되는데 이 소자는 1초, 2초(실제로는 10 nsec 정도)같이 고정된 시간 지연을 주도록 제작된 전자 부품이다.

2) Image formation

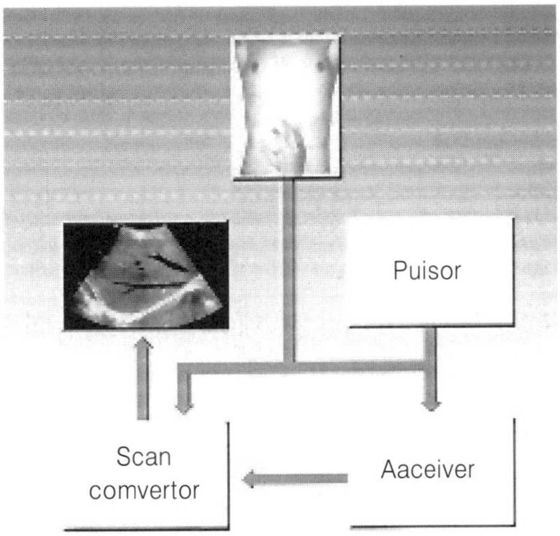

복부 및 표재성 장기의 초음파 영상은 회색조 영상(gray scale)로 진폭을 점의 밝기로 나타내고 표시하는 가장 일반적인 표현방식이다.

Analog beam for ming은 다음과 같은 단점을 가지게 된다.

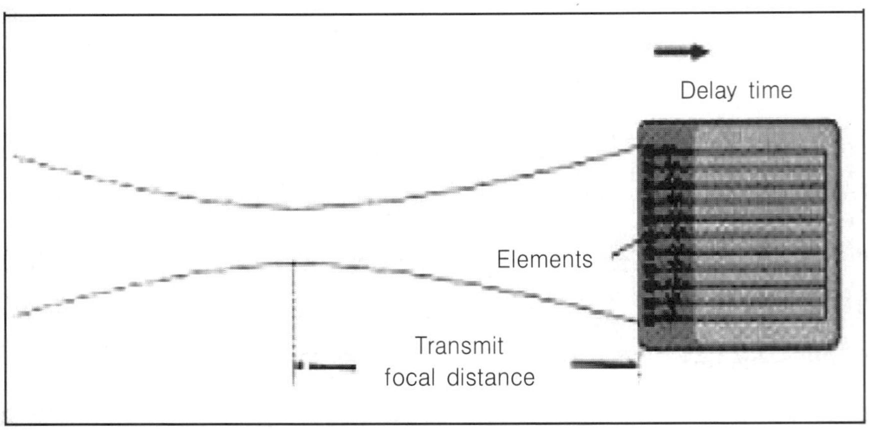

Transmit focusing : 송신할 때 적절한 시간 지연을 주어 원하는 깊이에 초점을 맞춘다.

2. 초음파 검사에서의 artifact

1) 후방음영(posterior acoustic shadow)

조직 내 어느 부위(뼈, stone)에서 음이 완전히 반사되거나 또는 흡수되면 그 후면조직의 영상이 결손되는 것.

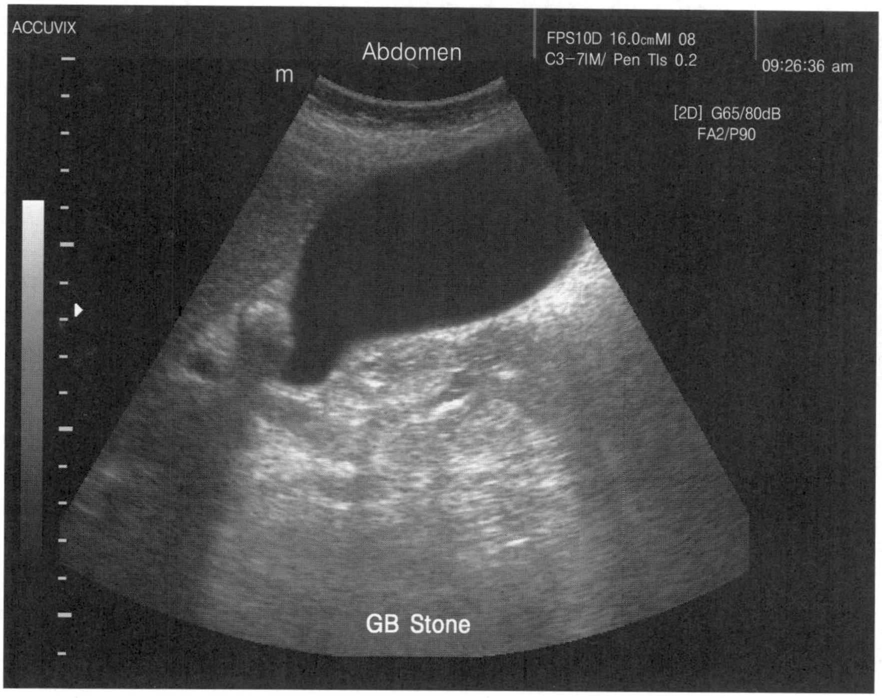

2) 후방음향 증강(posterior acoustic enhancement)

조직 내에 액체로 차있는 부위가 있을 경우 나타나는 현상으로, 조직 내 낭종(cyst) 등과 같이 액체로 차있는 부위에서 초음파가 비교적 잘 통과되므로 주위조직보다 음의 감쇠량이 적고, 그 액체조직보다 많은 경우에 나타난다.

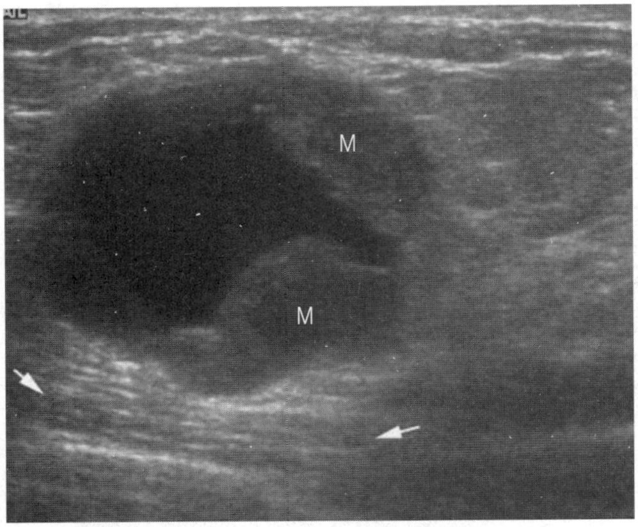

3) 다중반사(reverberation)

피부 바로아래의 지방과 근육사이의 경우 각 조직 표면간의 임피던스 차에 의해 발생되는 반사음이 여러 번 반사하여 다중표면영상으로 나타난다.

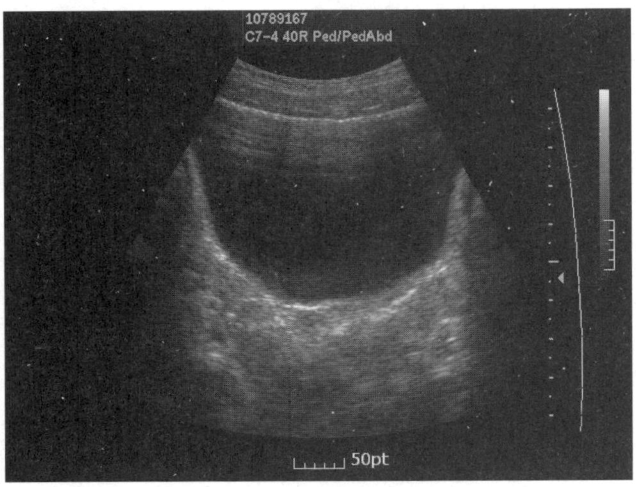

(1) 여운현상(ring down artifact)

다중반사의 형태로서 작은 공기방울(small bubbles)이나 국소적인 액체성분이 존재하는 공간에서 발생하며, 강한 선상에코(linear echo)형태로 나타난다(인후두, 장, 쓸개벽, 가로막(횡격막)).

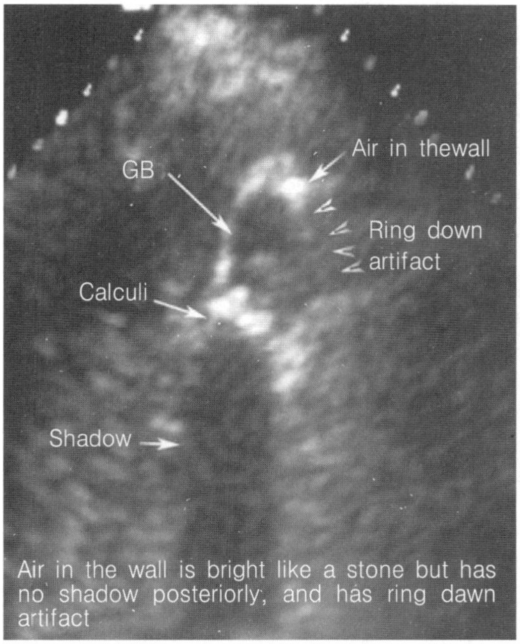

(2) 혜성꼬리 현상(comet tail sign)

담낭벽에 혜성(comet)의 꼬리(tail)같은 강한에코가 수직으로 보이는 현상으로, 반사에코가 연속적인 것이 특징이다(담낭 전벽측에 존재하는 콜레스테롤폴립이나 벽에 부착된 stone, 금속성 이물질, 생검 초음파 영상 생검바늘에 의해 발생).

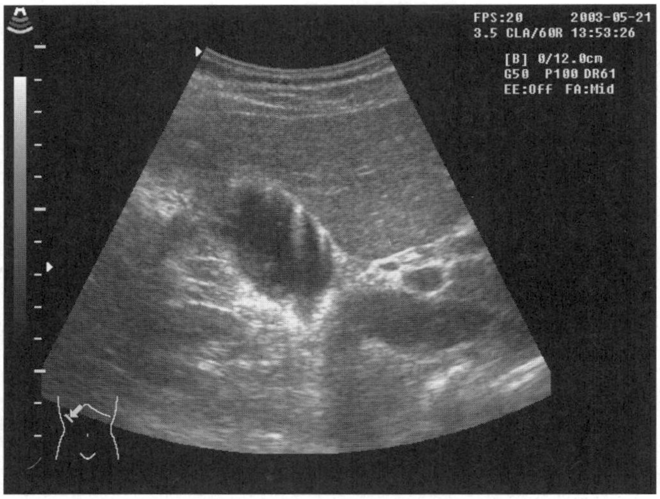

(3) 경면영상(mirror image)

강한 반사음이 나타나는 가로막(횡격막)이나 뼈 또는 공기가 있는 경우 B-mode영상에서 반사체 사이에 대칭된 위치에 영상이 나타나는 현상이다(확인방법 : 다른 각도에서의 단면상을 비교).

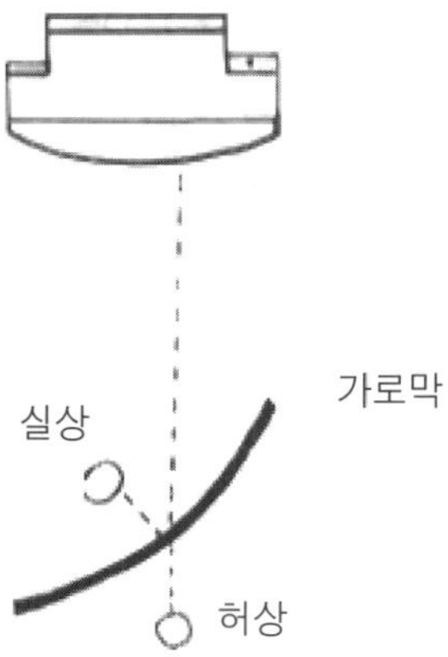

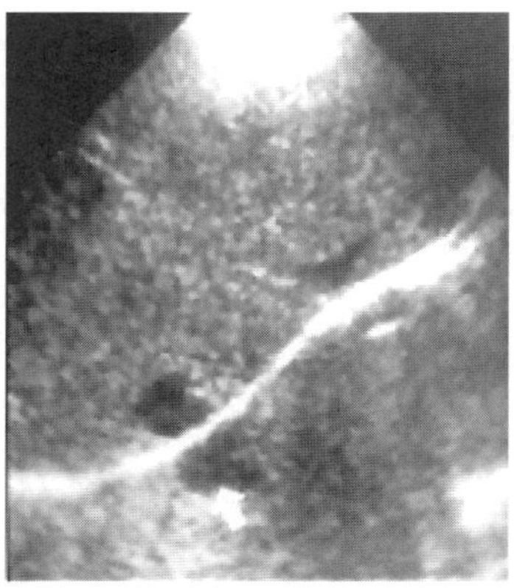

5) 부극현상(side lobe artifact)

중심축의 강한 주엽(main lobe) 외에 여러 개의 측엽(side lobe)이 강한 반사체에 수직에 가까운 각도로 입사되어 probe로 강한 반사echo가 검출되어 main lobe의 경로 내에 반사체가 있는 것처럼 보이는 현상이다.

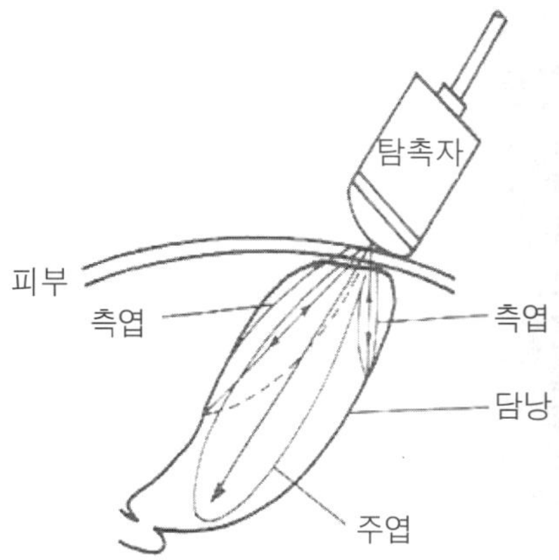

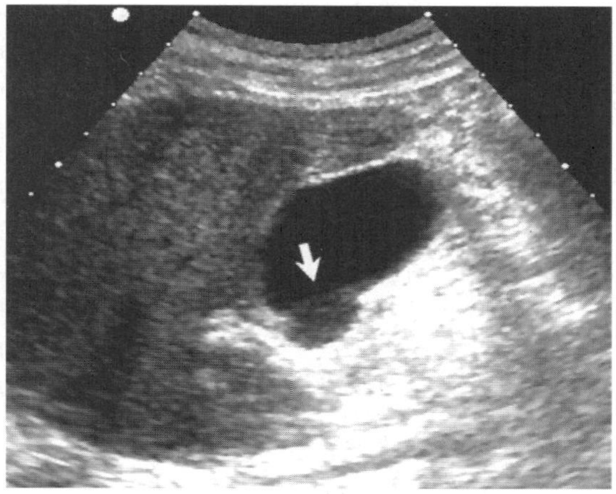

6) 빔너비에 의한 인공물(beam-width artifact)

물혹과 같은 구조물이 벽이 초음파에 비스듬하게 스쳐 맞게 되면, 미세한 알갱이 같은 에코들의 집합이 물혹의 내부에 따라 나타나게 되는 현상이다.

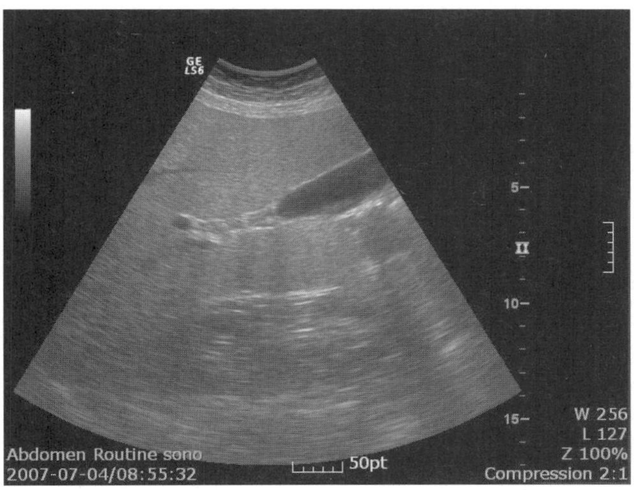

7) 외측테두리그림자(lateral edge shadow)

물혹 같은 구조물의 외측테두리의 원위부에 생기는 가느다란 음향그림자이다. 물혹의 벽에 스치면서 부딪힌 음파의 굴절과 산란에 의해 깊은 층으로 더 이상 진행하지 못하고 음향그림자를 생성한다.

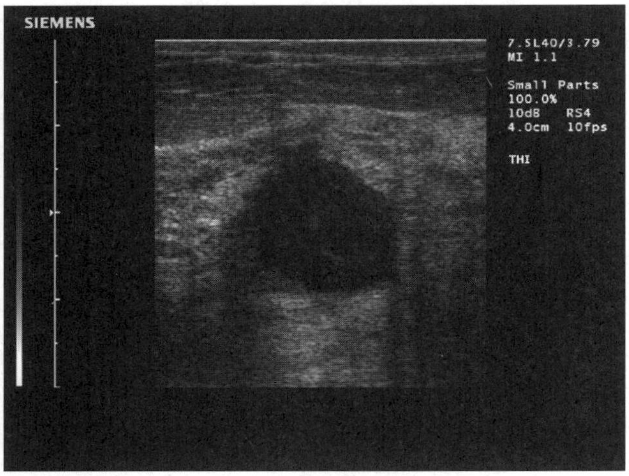

3. 복부 초음파 검사

◆ 복부장기

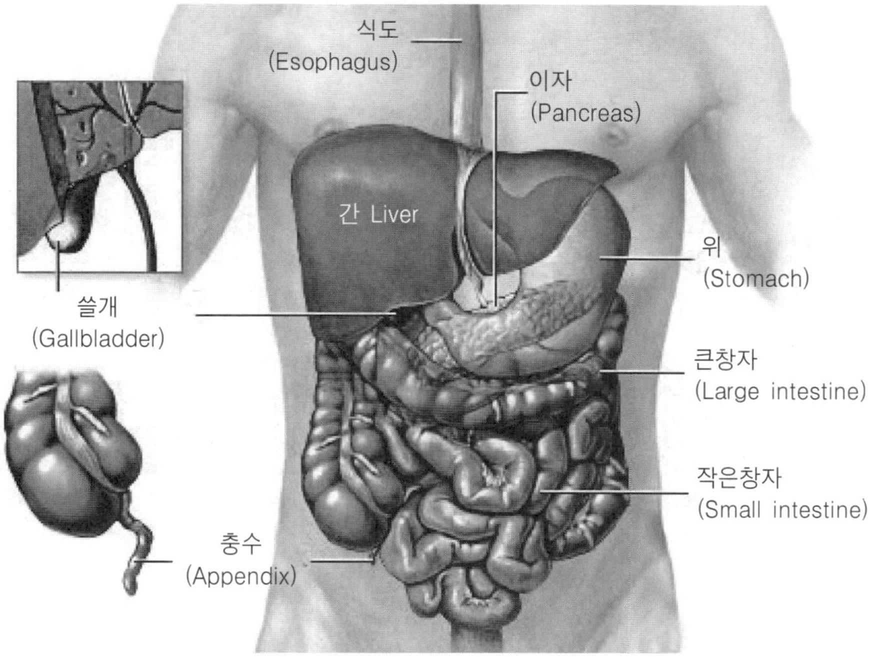

1) (직)선형프로브(linear array probe)

- 보통 256개의 소자를 네 그룹으로 나누어 차례로 가전시키는 방법.
- 보통 표재성 장기에 사용(유방, 갑상샘, 고환, 근골격계, 소아환자).
- 1~15 MHz의 직선형 탐촉자 이용.

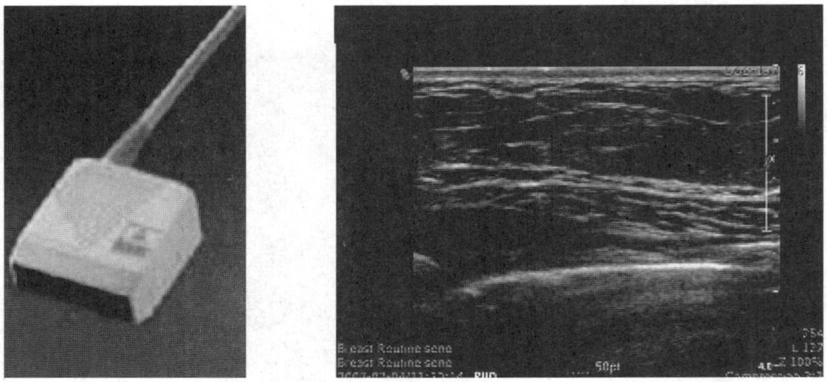

Linear probe beam & image

2) 부채꼴형 프로브(sector scanning probe)

- 진동소자는 32~96개
- Sector angle : 45~100°
- Bone과 bone 사이의 조직을 깊게 관찰할 수 있다.
- 간의 intercostal scan, 심장, 신생아 뇌 등을 묘출

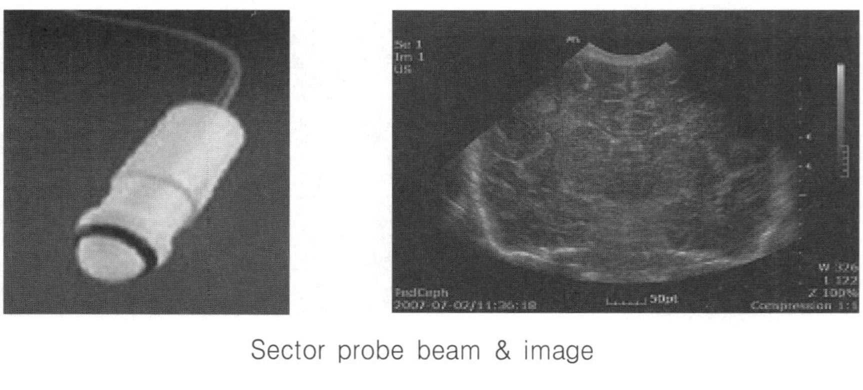

Sector probe beam & image

3) 곡선형 프로브(convex probe)

- 진동자의 배열을 볼록하게 한다.
- Linear와 sector의 중간형이다.
- 성인의 간, 쓸개, 이자, 신경, 경복부검사의 자궁, 난소 투과력이 높은 2~5 MHz의 낮은 주파수 대역 사용한다.

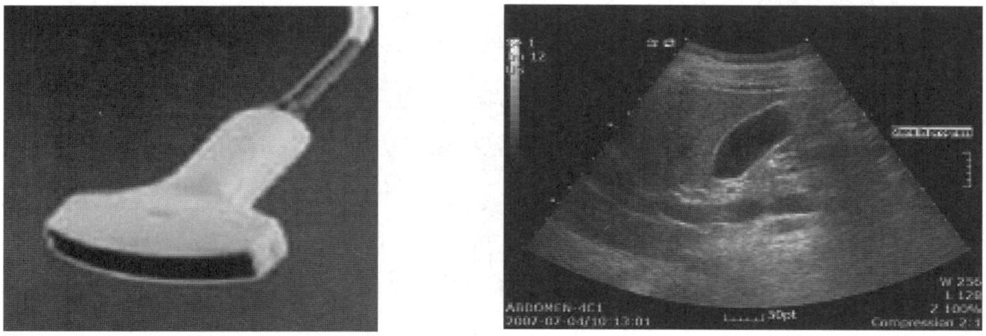

곡선형 프로브의 선속과 영상

4) 천자용 프로브(puncture probe)

- Biopsy, sono guided aspiration probe의 중앙 또는 가장자리에 hole이 있다.

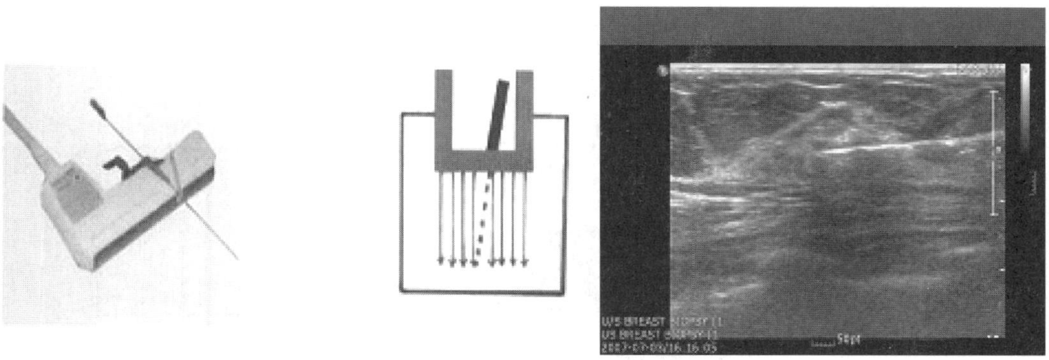

천자 프로브와 흡입술 영상

5) 경질, 경질작용 프로브(intra-corporeal probe)

- 체강 내에 probe 삽입한다.
- 자궁과 난소, 전립샘, 방광, 곧창자(직장) 등의 종양 감별한다.
- 7.5 MHz 탐촉자 사용한다.

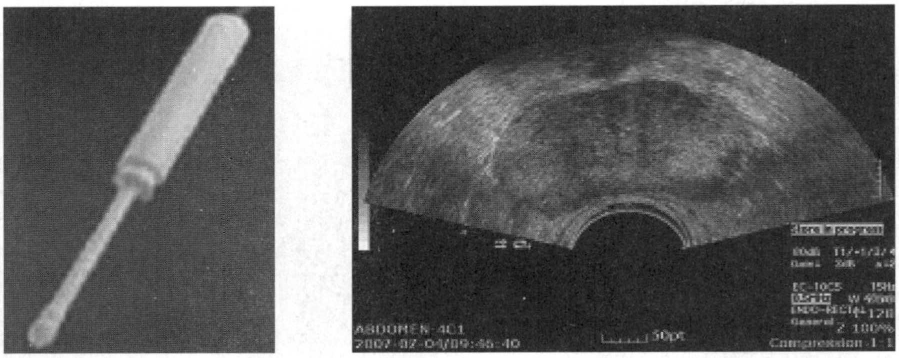

체내프로브와 전립선 영상

6) 내시경용 프로브(endoscope probe)

- Endoscope의 원리 이용한다.
- 식도, 샘창자(십이지장), 위의 검사한다.

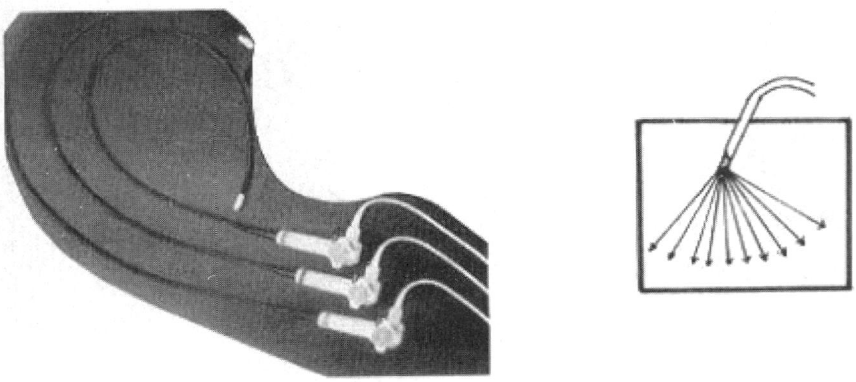

내시경 프로브와 선속

7) 3D volume probe

◆ 3차원상의 관찰

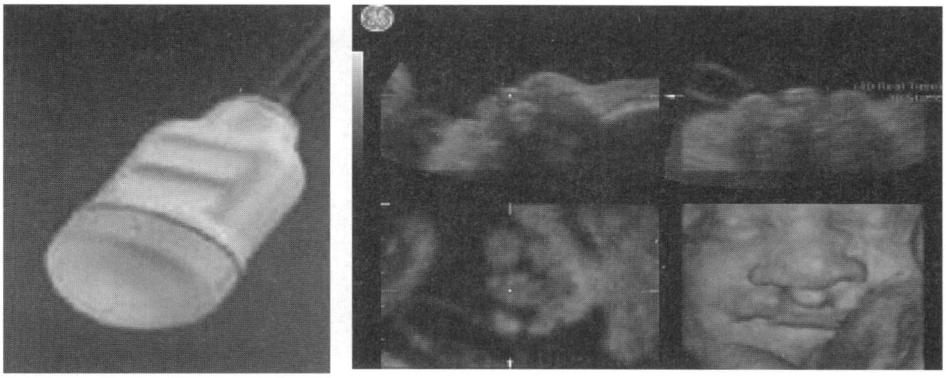

3D 프로브와 영상

Probe의 특성비교

	linear	convex	sector
영상형태	직선형	곡선형	부채꼴형
접촉면	대	중	소
beam 방향	수직	방사상	방사상
근거리시야	넓다	중	좁다
원거리시야	넓다	매우 넓다	매우 넓다
주사선밀도	균일	거의 균일	원거리, 측방이 성글다
적응부위	표재성장기	복부전반	심장, 신생아 뇌
부적응부위	심장	심장	복부

- **복부혈관의 주행**

- **복부 실질 장기의 주요한 질환**

(1) 전이암(metastatic tumor of liver)

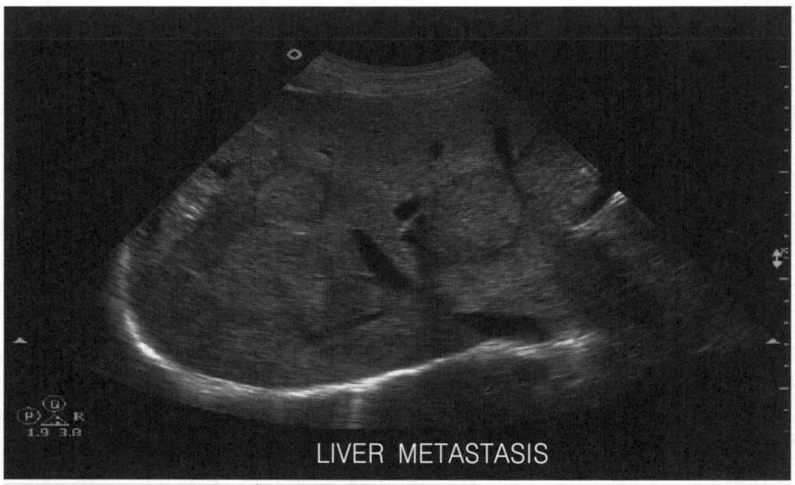

(2) 간세포암(hepatocelluar carcinoma)

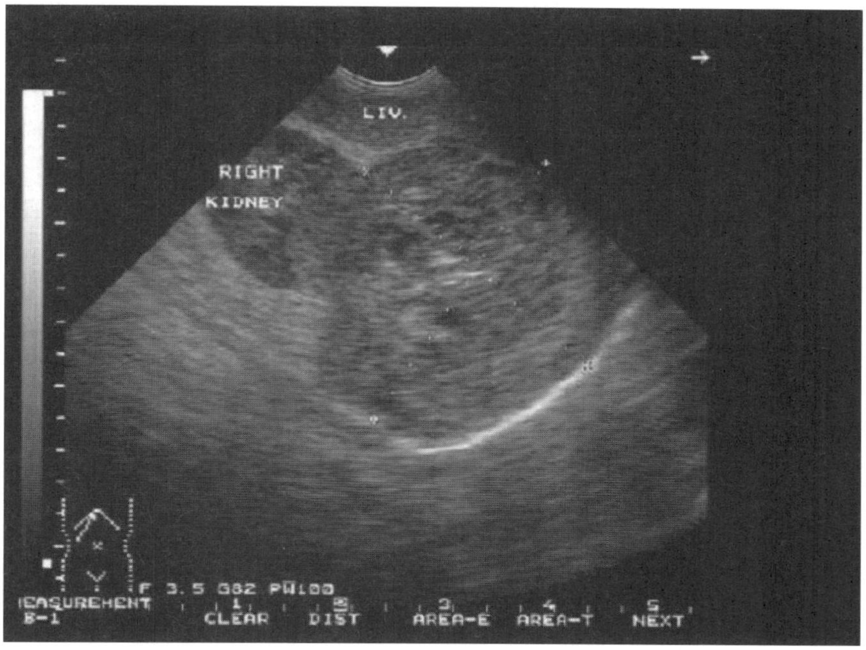

(3) 단순 간낭포(simple hepatic cyst)

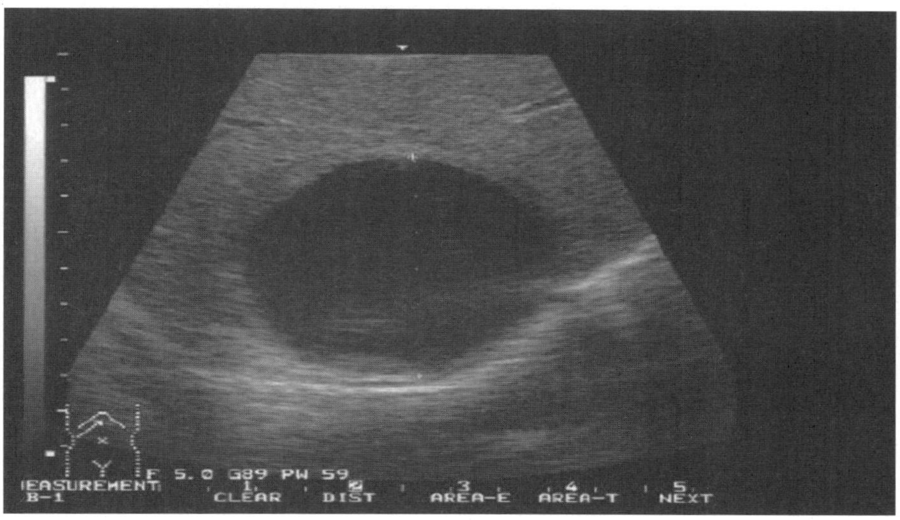

(4) 비종대(splenomegaly)

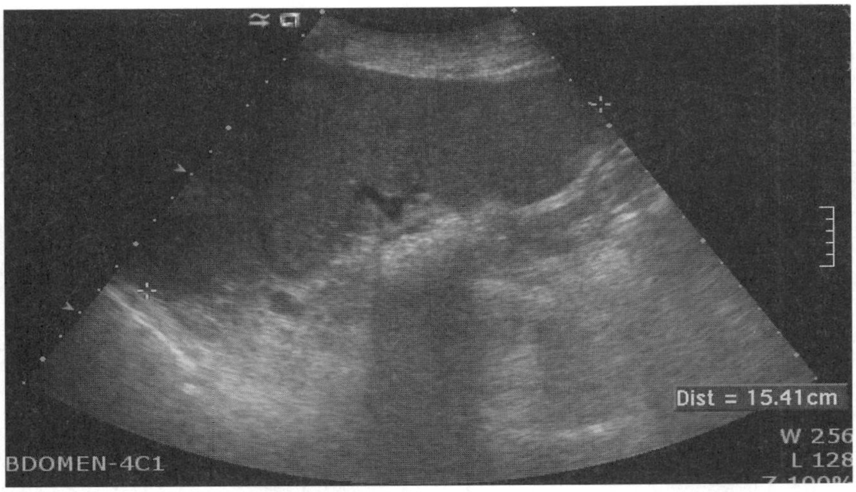

(5) 부비장(accessory spleen)

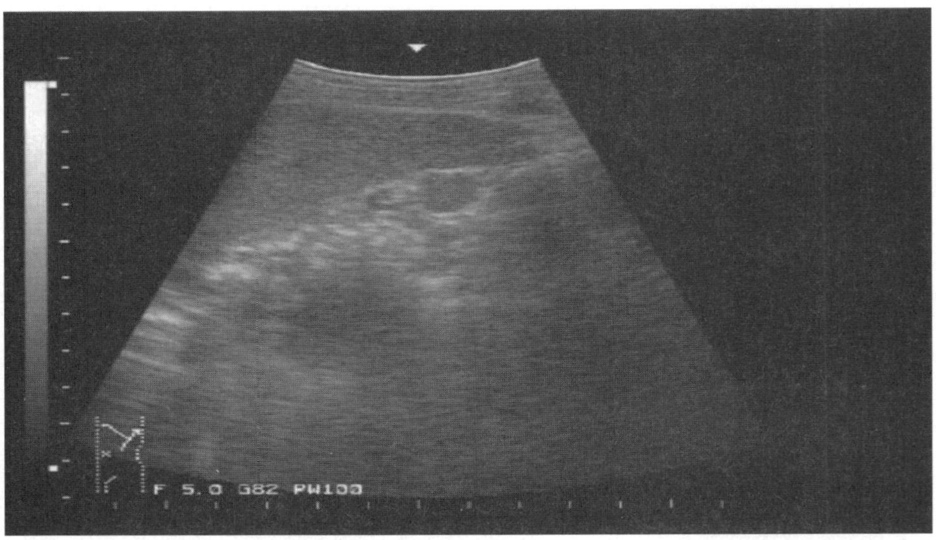

(6) 급성이자염(acute pancreatitis)

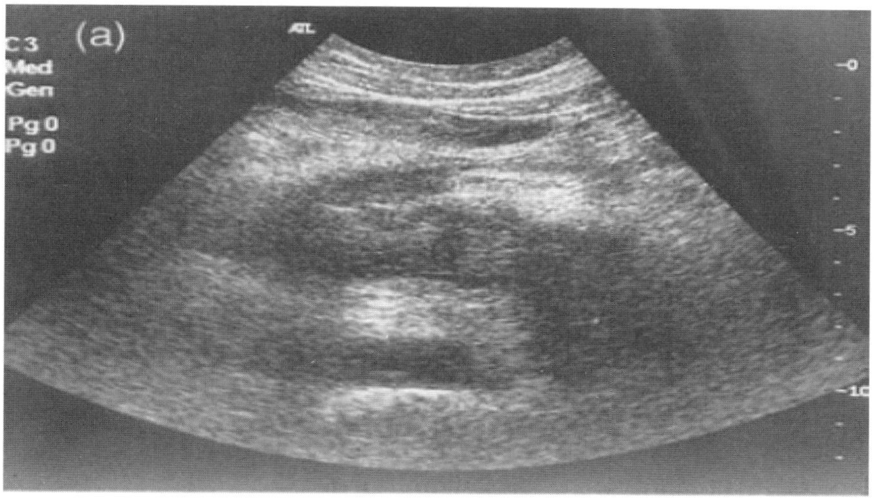

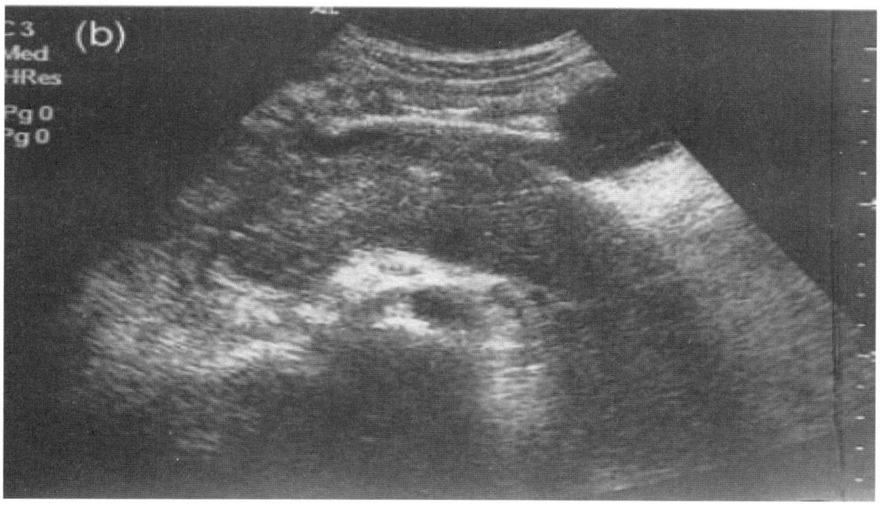

실습 point

- 환자의 체위

- 탐촉자의 주사방법

- 기록의 정리

- 진단의 순서

- 진단적 소견과 그 의미

4. 심장 초음파 검사

견학에 필요한 지식

심장의 구조와 매치

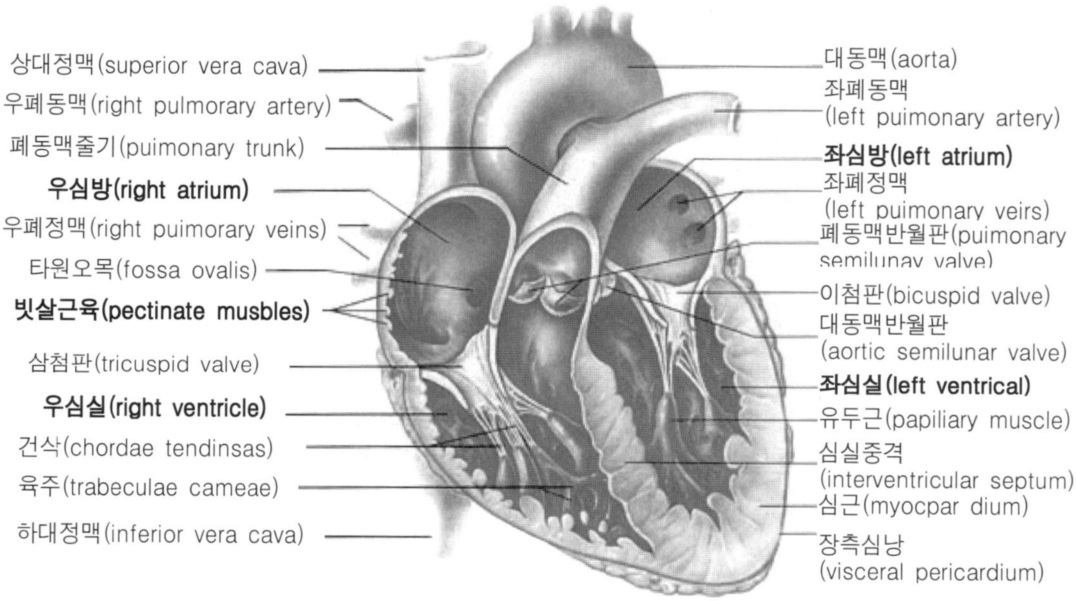

1) LA

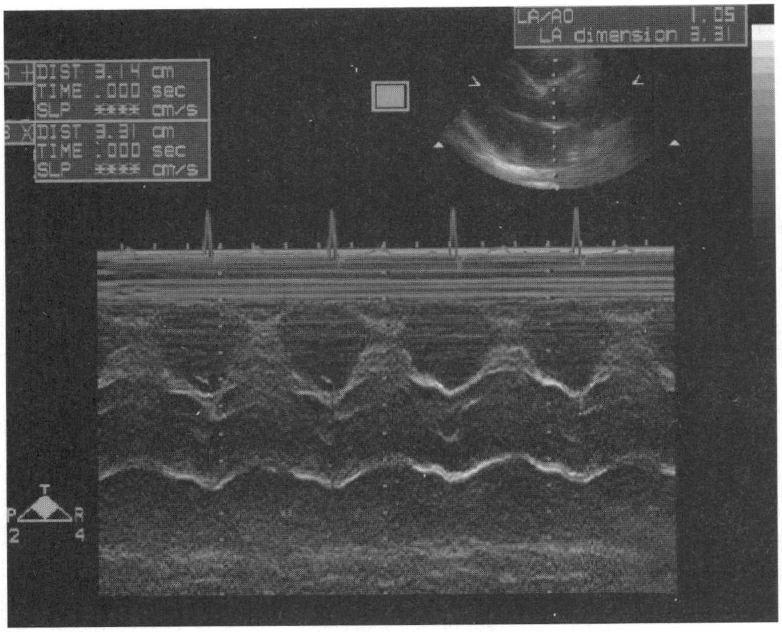
LA/AO 1.05
LA dimension 3.31
DIST 3.14 cm
TIME .000 sec
SLP **** cm/s
DIST 3.31 cm
TIME .000 sec
SLP **** cm/s

2) LV

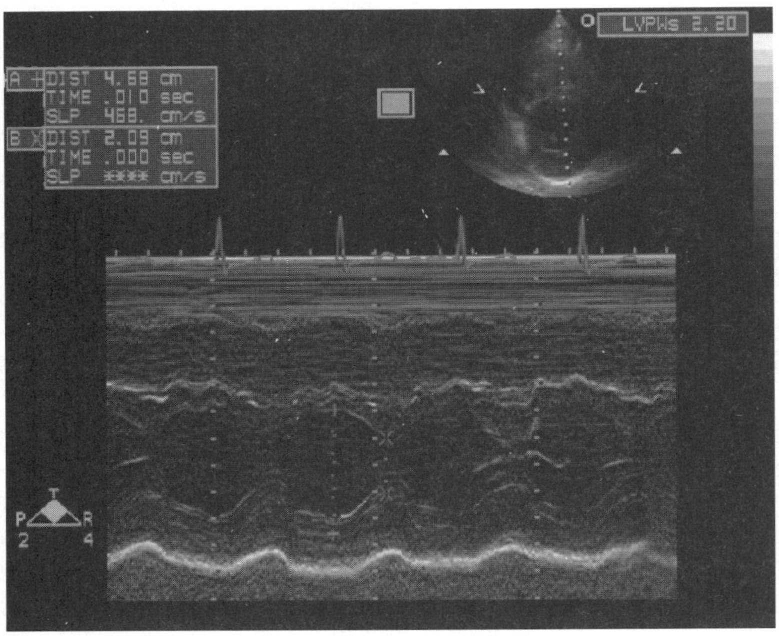
LVPWs 2.20
DIST 4.68 cm
TIME .010 sec
SLP 468. cm/s
DIST 2.09 cm
TIME .000 sec
SLP **** cm/s

3) MV

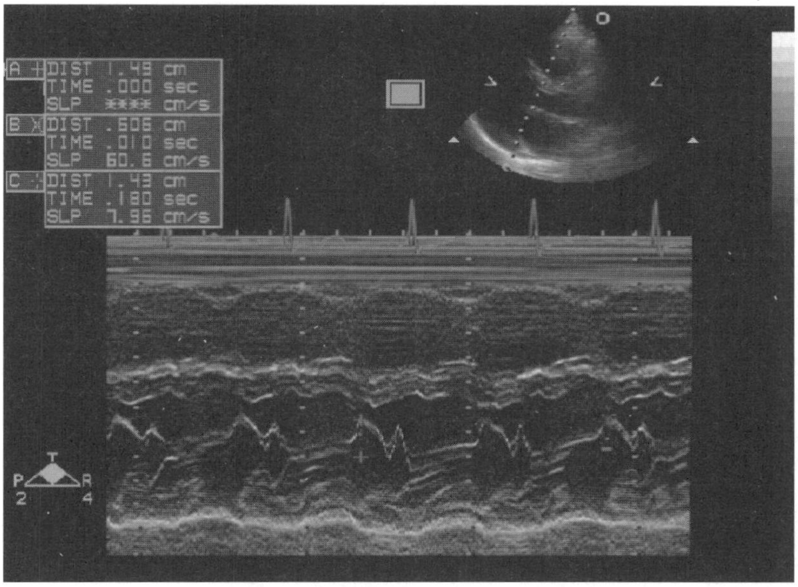

A + DIST 1.49 cm
TIME .000 sec
SLP **** cm/s
B × DIST .606 cm
TIME .010 sec
SLP 60.6 cm/s
C ∴ DIST 1.43 cm
TIME .180 sec
SLP 7.96 cm/s

4) PVF

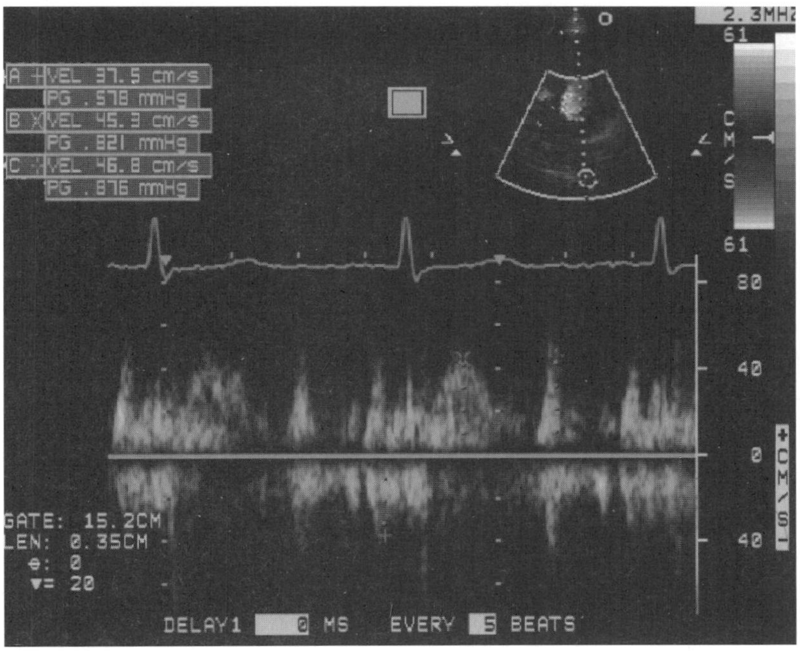

2.3MHz
A + VEL 37.5 cm/s
PG .578 mmHg
B × VEL 45.3 cm/s
PG .821 mmHg
C ∴ VEL 46.8 cm/s
PG .876 mmHg
GATE: 15.2CM
LEN: 0.35CM
DELAY1 0 MS EVERY 5 BEATS

5) TMF

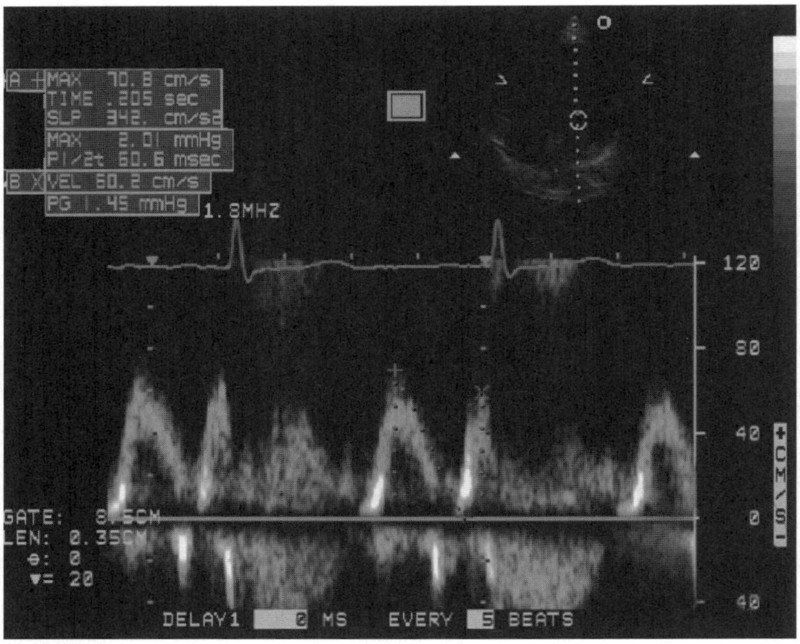

A + MAX 70.8 cm/s
TIME .205 sec
SLP 342. cm/s2
MAX 2.01 mmHg
P1/2t 60.6 msec
B X VEL 60.2 cm/s
PG 1.45 mmHg
1.8MHZ
120
80
40
0
40
+ CM/S -
GATE: 8.5CM
LEN: 0.35CM
θ: 0
▼= 20
DELAY1 0 MS EVERY 5 BEATS

5. 심장상태의 파악(심전도와의 대응)

1) 주요 심질환

(1) 심방중격결손증(ASD)

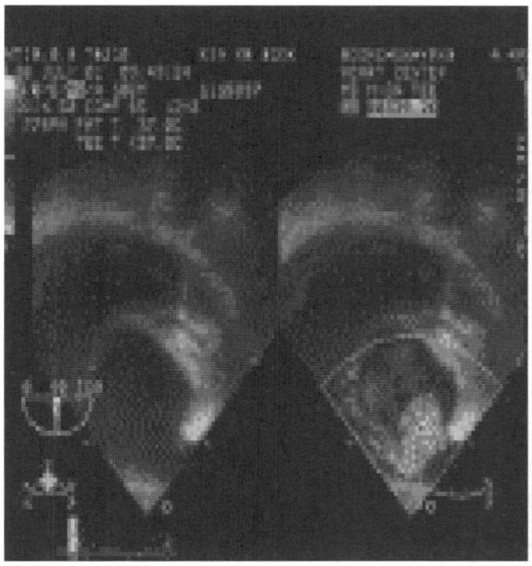

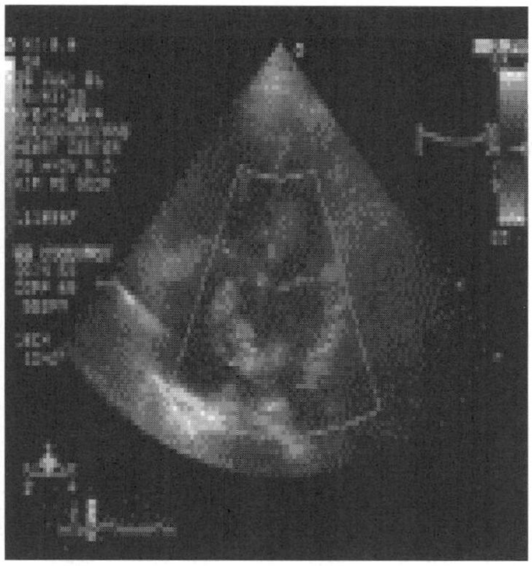

(2) 심실중격결손증(ventricular septal defect, VSD)

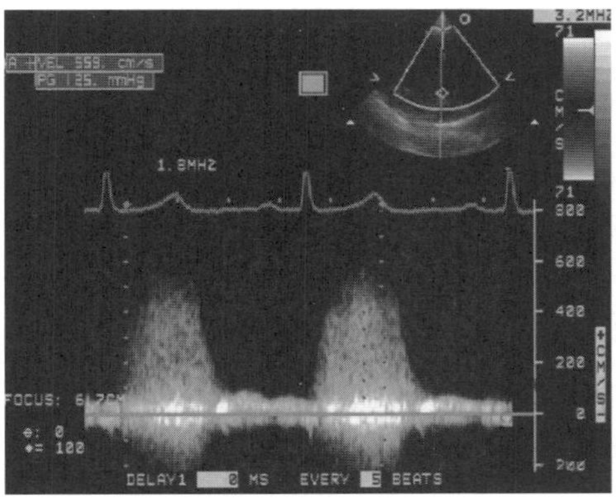

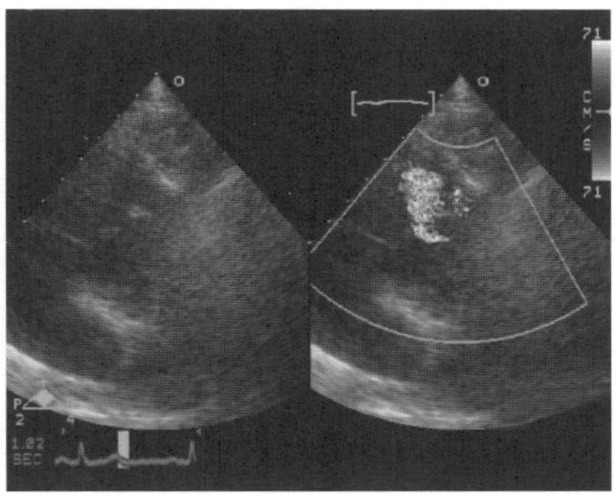

실습 point

- **환자 체위**

- **탐촉자의 주사방법**

- **검색순서**

- **단층상, Color Doppler, Pulse Doppler 취급방법**

- **진단의 순서**

- **진단적 소견과 그 의미**

※ Probe의 선택(복부 · 심장)

MEMO

MEMO

Ⅸ. Emergency center

1. 응급질환 환자의 특징

응급질환으로 내원하는 환자는 큰 외상성 질환과 비외상성 질환으로 나눈다. 어떤 환자도 이송이나 취급이 제한되고 긴급적 처치를 하는 경우가 많다.

아래에 구명센터에서 촬영의 point를 열거한다.

- 가급적 빨리 검사결과를 제공한다.
- 응급환자는 일반적으로 supine상에서 촬영한다.
  촬영에 협조를 구하기 어렵고, 환자 고정이나 자발적으로 호흡조절이 용이하지 않다.
- 반복해서 검사하는 경우가 많고 영상(화질)의 재활용이 필요하다.

2. 응급진료의 원칙

응급환자의 진료에서는 시간이 중요한 요인이 된다. 시간을 늦추지 않기 위해서는 언제나 중요한 원칙에 따라서 진료를 진행해야 한다.

- 중증도와 긴급도 : 일반 진료에서는 중증도에 주된 관심이 가지만 응급진료에서는 먼저 긴급한 정도의 판단이 우선한다. 긴급도와 중요도는 반드시 일치하지는 않는다. 즉 진단과 처치의 timing을 놓치면 생명의 위기에 다다르는 질병인가 아닌가를 신속하게 판단하는 것이 불가결하다.
- 우선순위 : 우선순위도는 다발외상 등으로 신체의 복수(複數)부위에 문제가 있는 경우에 어느 부위부터 진단과 치료를 진행해 가는 가에 있다. 바이탈 사인(혈압, 맥박, 호흡수, 의식레벨, 체온)을 확인하고 생명에 위험을 미칠 가능성이 높은 부위부터 진단과 치료를 한다. 원칙으로서 가슴부위(흉부), 복부, 머리(두부), 사지의 순서가 된다.
- 초기진료의 순서와 시간경과 : 위독한 응급환자의 초기치료는 시간과의 전쟁이라 해도 과언이 아니다. 먼저 심폐소생이 필요한 상태인가 아닌가

를 판단한다. 또한 병력의 유무를 파악하고 전신을 관찰하며 바이탈 사인을 check한다. 기도의 확보도 매우 중요하다. 또한 중심 정맥로의 확보, 동맥가스분석, 혈액형 판정 및 심전도 등을 모니터 한다.

그 외에도 가슴부위 X선 촬영이나 도뇨를 하며 처치에 소요되는 시간은 10분을 초과하지 않는 것이 바람직하다.

3. 치료의 우선순위

의사는 병태생리의 관점에서부터 호흡, 순환, 중추신경기능 및 형태로 긴급순위를 정한다. 이 순서에 따라서 진단목표와 modality의 선택이 결정된다.

호흡이 불안정하면 기도확보와 병행해서 가슴부위 X선 촬영을 먼저 시행한다. Shock(순환의 이상)이 있으면 초음파 검사에 의해 복강내 출혈, 심박동의 유무를 조사한다.

호흡이나 순환의 안정화를 도모하면서 시작하고 검사실로 향한다.

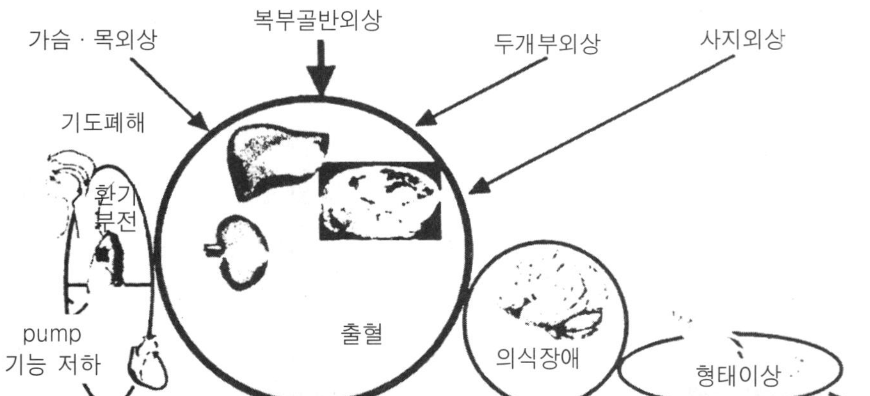

다발외상의 진단 · 치료에 있어서 우선순위

4. 응급의료의 분류

응급의료는 환자의 질환 · 상태에 따라 다음과 같이 분류한다.

- 1차 응급 :혼자서 내원, 퇴원이 가능한 질환인 경우(전체의 약 95%).
- 2차 응급 : 구명 처치가 필요 없으나 입원치료가 필요한 질환인 경우(전체의 약 5%)
- 3차 응급 : 생명유지 장치에 의해 바이탈 사인의 확보가 필요한 질환인 경우(1% 이하)

실습내용

1. 다음 항목에 대해 요약하시오.

- **응급의 ABC**

- **Triage(구조 우선 순위 분류)**

- **Primary survey**

- **Secondary survey**

- **FAST**
  (focused assessment of the sonographic examination of the trauma patient)

- **AED(automated external defibrillator : 자동 체외식 제세동기)**

- **팀 의료**

2. 응급센터에서 하는 각 촬영에 있어서 특징이나 주의점을 요약하시오.

- **외래반송환자의 촬영**

- **병실촬영**

- **CT촬영**

- **혈관조영**

3. 성인의 심폐소생 처치에 대해서 간략히 기술하시오.

MEMO

X. 수술실

수술실의 운영의 기본은 항상 안정되고 높은 수준의 수술을 실현하기 위하여 필요한 환경을 유지하고 기술을 제공하는 것이다.

수술실에서는 연간 약 5,000건 이상의 수술을 하고 그 가운데 종합병원에서 약 45％가 X선 촬영 · X선 투시 · 결석파쇄치료 및 초음파 검사를 하고 있다. X선 검사는 수술 전 · 중 · 후의 단순 및 조영촬영을 한다.

체외충격파 결석파쇄치료에서는 신우 · 뇨관 · 방광 · 결석과 쓸개 · 담도결석에 충격파 파쇄치료를 한다. 초음파 검사는 B mode 영상 · M mode 영상 및 Doppler 영상에 의해 지도하 천자, 내시경, 초음파 검사를 수술 전과 수술 중으로 한다.

수술실에서는 멸균(청결)과 비멸균(불결)으로 구역별로 나눈다. 검사목적이 명확하고 술자 및 staff의 긴장도가 높고 집중력을 요하는 부서이다. 수술실에 있어서 방사선사의 역할은 적정한 영상의 제공과 장치의 유지관리를 기본으로 하고 수술전 · 중 · 후 검사의 신속성이 유지 되어야 한다.

1. 수술 중의 주의

① 수술 중 정숙 · 청결 · 정돈을 잘 유지한다.

② 멸균물이 불결하지 않도록 주의한다.

③ 기구, 기계의 사용법을 사전에 잘 익힌다.

④ 수술실 업무의 올바른 이해와 행동을 신중히 하고 신속히 대응해야 한다.

2. 복장

① 수술실 앞 (　　)층 엘리베이터홀에 (AM　　:　　)에 집합.
내선 ________번(당일 지도 방사선사)에게 연락하고 직원 출입구를 통해 탈의실로 간다(실습 text 필히 휴대).

② 지정한 수술복(학생 : 백색)으로 갈아입고 모자(모자내로 머리카락을 완전히 덮히도록) 전용 마스크를 착용하고 슬리퍼를 신어야 한다.

③ 도난 방지를 위해 탈의 락커에는 지갑 등의 귀중품은 두지 말고 필히 control실의 귀중품 락커를 이용한다.

3. 수술실에서의 실습

수술실은 무료조작 등 감염 예방이 요구되는 공간이므로 실습생들은 특별한 지도와 교육이 필요하다.

① 수술실 내의 시설 · 장치 · 기구를 파악한다.

② 수술실 내에서 각 직종별 역할과 수술 전체의 흐름을 파악한다.

③ 수술실에서의 촬영 및 투시(C Arm)의 실제를 익힌다.

④ 각 수술의 현장견학

XI. 치과대학 병원

치과대학 병원에 내원하는 환자들은 단순한 충치에 국한되지 않는다. 치아 및 치주조직 고유의 질환 이외에 구강, 턱뼈(악골)에 증상이 있는 여러 질환, 예를 들면 염증, 농포, 양성과 악성종양, 외상에 의한 턱뼈 골절, 나아가 토순 개열(兎脣蓋裂) 등의 악안면 영역의 기형 등이 있다. 따라서 이들의 환자들을 대상으로 한 방사선 업무의 범위는 비교적 넓다.

악안면 영역은 대단히 복잡한 골구조를 가지고 있으므로 신체 다른 부위에 비해서 특히 고도한 촬영기술이 요구되고 있다.

1. 구외법(口外法) 촬영실습

1) 악안면 정면 촬영

2) 악안면 측면 촬영

3) 악안면 체축방향 촬영

4) 악골사방향 촬영

5) 치(齒)축방향 촬영

6) Water's projection

7) Grant & lanting's projection

8) Schüller's projection

9) Parma's projection

10) 머리 X선 규격촬영(치아교정 등)

11) Ortho pantomography

2. 구내법(口內法) 촬영실습

1) 이등분면법

2) 평행법

3) 교합법

4) 교익법

3. 치과대학 병원 · 방사선기기

1) 각종 구외법 촬영장치

2) 각종 구내법 촬영장치

3) 각종 특수(CT, MRI, RT 등) 장치

4. Panorama 촬영(제 촬영실)

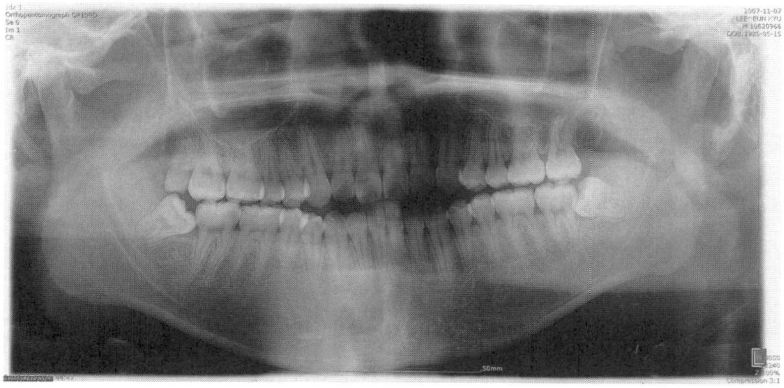

1) 치과 · 상하악의 panorama 촬영 : 목적부위는 어디인가?
(치 또는 상하악)

2) Panorama 촬영의 특징 · 촬영방법 · 유의사항

-
-
-
-

3) 치 · 상하악의 panorama 촬영, 동부위의 단순촬영법과의 대비

MEMO

제3장 방사선치료

1. 방사선 치료개론
2. 방사선 치료장치
3. 치료계획
4. 선량계산법
5. 선량측정
6. 선량분포
7. 조사법
8. 밀봉소선원치료
9. 기타의 치료
10. 장치의 보수관리와 방사선 관리
11. 용어

과제 1

과제 2

1. 방사선 치료개론

1) 치료방침의 결정

방사선 치료에 있어서 악성종양에 대한 치료방침의 결정은 주로 다음 3가지 인자가 고려된다.

- **병리조직학적 진단**
- **종양의 진전도 TNM 분류**
- **숙주의 인자(host factor performance status)**

(1) TNM

악성 종양의 부위별 진전도나 임상 병기 분류를 시행하는 것

(2) TNM 시스템에서 악성 종양의 해부학적 크기 분류

- T 원발종양(primary tumor)
- N 소속 림프절(regional lymph nodes)
- M 원격 전이(distant metastasis)

(3) TNM 분류의 목적

- 의사의 치료 계획 작성에 도움을 준다.
- 예후에 대해서 시사해 준다.
- 치료 결과를 공동으로 평가할 수 있다.
- 치료 시설의 정보 교환이 쉽다.
- 암 치료에 대한 장래 연구에 도움을 주는 데 있다.
- 숙주의 인자(host factor performance status)

2) 치료목적에 의한 조사분류

근치(curative)

(1) 대상이 되는 적용 환자

① 종양의 방사선 감수성이 비교적 크고

② 크기도 별로 크지 않으며,

③ 국소 및 영역 림프절에 국한되어 있고

④ 환자의 전신 상태가 현저히 나쁘지 않을 때

(2) 완치를 목적으로 사용하기 때문에 정상 조직의 장해를 약간 허용한다.

고식(palliative)

(1) 여러 가지 측면에서 치유를 기대할 수 없다고 생각 되는 환자에 적용

(2) 고식 조사의 목적 ⇒ 생명 연장, 통증 경감.

	근 치 조 사	대증적 조사(고식조사)
목적	종양의 완치	증상개선, 생명일시 연장, 제거, 축소
병기	비교적 조기	진행성
선량	대선량 60 Gy	소선량
부작용	정상조직 회복가능하면 허용	허용 안됨
조사기술	복잡, 고도기술	비교적 단순
감수성	비교적 큼	
적용	후두암, 피부암, 자궁경부암	
조사야	적음	中. 大

대증(symptomatic)

예방(prophylactic)

① 소세포성 폐암(small cell lung)의 경우 항암요법과 방사선 치료로 원발 부위의 종양이 완전 관해(CR)되는 경우 예방적 차원에서 전뇌(whole brain)조사를 시행한다.

② 급성 백혈병(acute leukemia) 환자의 lymphoma-leukemia인 경우 예방적 차원에서 전뇌(whole brain)조사를 시행한다.

3) 방사선 치료방법에 의한 분류

- 외부조사(external irradiation)
- 밀봉소선원치료(brachytherapy)

  ^{60}Co, ^{137}Cs, ^{192}Ir, ^{198}Au, ^{125}I etc.
- 비밀봉 RI 치료(RI treatment)

4) 병용요법

(1) 수술(surgery)과의 병용요법

수술 전 병용(preoperative)

① 목적

- 절제 불가능한 암을 절제 가능한 암으로 변화시킴.
- 의인성 전이를 방지하기 위해서 수술시 암세포가 정상조직에 착상되거나 혈행성이나 림프성으로 전이되는 것을 예방하기 위함.

② 적응 질환

- 폐암, 식도암, 두경부암 ,유방암, 자궁경부암, 골육종

수술 후 병용(postoperative)

① 목적

- 수술시 미처 제거되지 않고 잔존해 있을 수 있는 악성 잔류세포를 파괴하기 위함.
- 수술한 부근의 림프절 전이암을 파괴하기 위함.

② 적응질환

- 유방암, 자궁경부암, 식도암, 폐암, 두경부암

술 중 병용(intraoperative)

① 목적

- 동시 또는 상보적 시행으로 암의 치료효과를 극대화

② 적응질환

- 위암, 췌장암, 전립선암, 방광암

(2) 화학요법(chemotherapy)과의 병용요법

- 상가효과(additive effect)
- 상승효과(synergistic effect)
- 전신조사(total body irradiation)
- 골수이식(bone marrow transplantation)

(3) 온열요법(hyperthermia)

① 목적 : 온도가 상승하면 방사선감수성이 상승하는 작용이용

② 가온요령 : 세포 치사 효과를 높이기 위하여 3~5시간씩 하루에 두 번 정도로 주 2일 반복치료

③ 가온 적정 온도 : 42~43℃

④ 가온 시간 : 1회당 40~60분

(4) 집학적 치료(multidisciplinary treatment)

암 환자에 대해 방사선 치료의사 및 여러 전문 분야의 임상전문의사가 모여 공동 협력으로 그 환자에 가장 적절한 치료방법을 결정하고 시행하는 것.

5) 치료효과를 높이는 수단

- 공간적 선량분포의 개선
- 시간적 선량 분포의 변경
- 저산소 세포 증감을 위한 검토
- 고 LET화
- 온열작용의 이용

6) 용어

(1) QOL(quality of life)

(2) 치료가능비

① $\text{치료 가능비}(TR) = \dfrac{\text{정상조직의 내용선량}(TTD)}{\text{악성종양의 치사선량}(TLD)}$

② 치료가능비가 크면 클수록 치료효과는 크다,

치료 가능비는 1 이상이어야 한다,
1 이상이 되도록 연구하는 것이 치료 계획이다.
1 이하에서는 방사선 치료를 행할 수가 없다.

③ TR을 크게 하는 방법

가. 환자의 내용량을 증가시키는 방법

- 가장 적절한 공간적 선량 분포의 선택
- 시간적 선량 분포의 검토
- 국소 장해나 전신 장해에 대한 처리
- 환자의 영양 관리

나. 악성 종양의 치사선량을 감소시키는 방법

- 방사선 증감제의 병용
- 산소 효과의 이용
- 중입자선의 활용

(3) 내용선량

① **최소 장해량(내용량) TD5/5**

- 조사 후 5년에서 5 %의 증례에 장해가 생기는 선량

② **최대 장해량(내용량) TD50/5**

- 조사 후 5년에서 50 %의 증례에 장해

③ **방사선 치료 시에 정상조직에 영향을 주는 주된 인자**

- 조사 선량
- 조사 용적
- 분할 조사 방식
- 시간 경과 등이 상호 연관성을 가지고 작용

(4) 산소효과

- 세포가 가지고 있는 산소압이 그 세포의 방사선 감수성을 좌우.
- 산소효과를 얻으려면 적은 산소만 있어도 충분하다.
  (방사선 감수성은 공기 or 순수한 산소상태는 무산소상태보다 3배가 높다.)

① OER(산소 효과비, oxygen enhancement ratio)

- 산소 결핍 시와 풍부한 상태에서 같은 생물학적 효과를 얻는데 필요한 선량의 비율

$$OER=\frac{\text{무산소상태에서 조사한 선량}}{\text{산소상태에서 조사한 선량}}$$

② OER, LET, RBE와의 상호관계

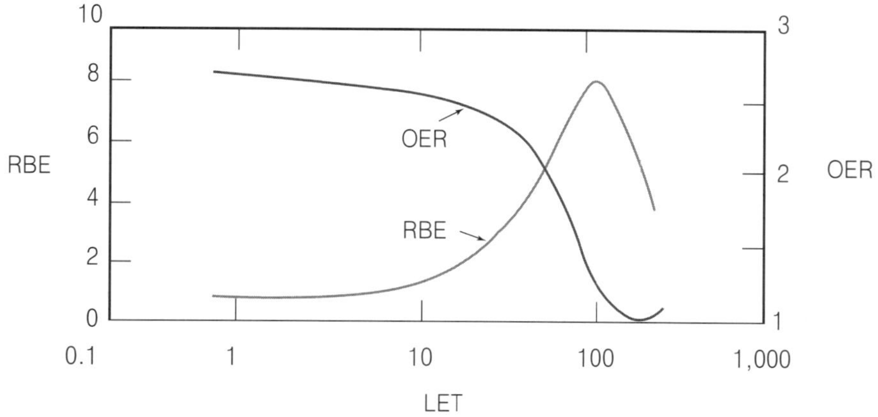

(5) 소속림프절

(6) 세포의 분열주기

- G_1→S→G_2→M기로 하나의 싸이클을 회전하면서 증식.
- G_1기 : 휴지기(DNA합성 준비기)
- M기 : 세포 분열기
- G_2기 : 간기(분열전기)
- S기 : DNA합성기
- 감수성이 높은 기 : M기, G_2기, G_1 말기
- 감수성이 낮은 기 : S기, G_1 초기

(7) 방사선 감수성

① Bergonie - Tribondeau's law

- 조직의 재생 능력이 클수록,
- 세포 분열 기간이 길수록,
- 형태적 · 기능적으로 미분화일수록,
- 분열이 왕성하고,
- 분화도가 낮은 세포일수록 방사선 감수성이 높다.

② 방사선 감수성 좌우 인자

- 세포주기(cell cycle) : S기 → G_1기 → M기 →G_2기
- 선에너지부여(LET), RBE, OER
- 선량률(dose rate)
- 산소효과
- 온도효과
- 방사선 증감제(radiosenitizer)

③ 방사선 증감제

- 방사선 조사시 투여했을 때, 그 효과를 증가시키는 노력을 가진 화합물질
- 산소효과에서 D_0가 감소되는 작용을 일으키는 물질을 방사선증감제라 한다.
- 방사선 손상에는 DNA가 큰 역할
- DNA구성의 4가염기의 동류체를 DNA에 끼워 넣으면 감수성 증가
- 대표적 증감제 : BUdR(5-bromodeoxyuridine)
  5-fu(5-fluorouracil) : S기 세포를 치사시키는 세포독성 효과
- 저 산소 증감제 : misonidazole, metronidazole

2. 방사선치료장치개론

치료장치	가속입자	이용방사선	특징	가속법
표재치료장치	전자	X 선	조사야 검사불필요	전계
심부치료장치	전자	X 선	조사야 검사불필요 선량분포 균등 Cone사용	
선형가속장치 (Linac)	전자	X선 : 4~22MV 전자선 : 6~45MeV	외조사시-선속방향검사 Timer-적산선량계	Micro파 전계
Microtron	전자	X 선 전자선	에너지 변환용이	Micro파와 균일한 자장
Betatron	전자	X 선 전자선	외조사시 - 선속방향검사	자계 전계
Cyclotron	양자 중양자	속중성자선 양자선 중이온선	원운동 - 궤도반경증대	자계 전계
Synchrocyclotron	양자 중양자	양자 중양자	원운동 - 궤도반경증대	가속전계의 주파수 변조
전자 Synchrotron 양자 Synchrotron	전자 양자	전자선 양자선		전계 자계
Van de Graaff generator	전자 양자	X 선 중성자선 전자선		전계
^{60}Co 원격치료장치		γ선-1.17MeV -1.33MeV	출력안정성 조사야내 선량분포 균등성 우수 - 선질측정 무	붕괴
^{137}Cs 원격치료장치		γ선-0.66MeV	조사야내 선량분포 균등성 우수	붕괴
RALS		^{192}I γ선 ^{60}Co γ선 ^{137}Cs γ선 ^{252}Cf 속중성자선	선질측정 불필요	붕괴
Gamma knige unit		^{60}Co γ선		붕괴
X-knife system		Linac X 선		기존의 Linac 이용

1) 표재치료장치(10 ~ 140 KV)

(1) 특징

① 한계선(10~50 KVp 이하) - HVL : 0.02 mmA~0.1 mmAl

② 피부면에서 깊이 0.5 ㎝까지의 병소 치료(피부암, kelod, 혈관 내 종양)

③ Filter : Be창, Mica판(운모)

④ FSD(SSD) - 10~30 ㎝ 이내(장파장의 흡수를 위해 짧아야 좋다)

⑤ 장치소형, 가격 저렴, 차폐용이, 취급 · 조작간단

⑥ 고에너지 X선보다 넓은 조사야에서 선량분포가 균일

⑦ 최근에는 표재치료에 전자선(linac, betatron)이용

(2) 장치

① Dermopan의 특징

- 관전압(10~50 KVp)한계선 사용
- 4단절환식(10, 29, 43, 50 KV)만 사용 : 각 전압사이의 출력차이가 별로 없다.
- 각기 소정의 filter사용(Be, Mica판)
- SSD : 10~30 ㎝
- Cone 사용
- 소형, 이동이 용이하다.
- 출력, 선량률이 크다(SSD : 25㎝에서 400R/min).
- 오조사를 위해 안전장치가 충분히 구비되어 있음
- 단점 : 장시간 연속 부하에 견디기가 어렵다.

② Ceres의 특징

- 15 KVp, 0.1~0.5 ㎜Al 사용
- 장치 소형
- Cone 사용

2) 심부치료장치(200KV)

(1) 장치

- Villard 회로(반파배전압 회로)
- Greinacher 회로(단상전파 정전압 회로)

(2) 장점 : 장시간 연속 조사나 출력 선량률이 크다.

(3) 단점 : 관체가 크고 조사 시 취급이 어렵다.

3) Cobalt 치료장치

(1) 외조사에 이용되는 γ선원 구비조건

- 방사선 에너지가 목적에 적합할 것
- 비방사능이 클 것
- 이용 방사선 이외의 방사선이 나오지 말 것
- 반감기가 길 것
- 용적이 적을 것
- 자체 흡수가 적을 것
- 비산하지 않을 것
- 가격이 저렴할 것

(2) γ선원

- ^{226}Ra : 비싸다, 에너지가 낮고 비방사능이 적다 → 사용하지 않음
- ^{137}Cs :에너지가 낮고 비방사능이 적다 → 사용하지 않음
- ^{60}Co : 비용과 에너지 둘 다 적정

(3) ^{60}Co선원의 이점

- γ선의 에너지가 거의 단일하고 치료에 유효
- 원자로에서 ^{59}Co에 중성자선 조사 → 대량 생산
- 비방사능이 커서 γ선 출력이 크다.
- 금속상태이므로 자석으로 조작가능

- 입수용이, 가격이 싸다.

(4) ^{60}Co선원의 단점

- 반감기가 짧다(5~26년, 월 1%씩 감쇠).
- 사용하지 않아도 방사선 누설

(5) Cobalt 장치의 구성

^{60}Co선원, 선원용기, 지지장치, collimator, 개폐기구, 광학조준기 조준용 보조기구, 조사야 중심표시기구

① 선원용기

- 2중 capsul : 유리창을 제외한 다른 면은 X선 투과 차폐
- 선원용기의 차폐력
  → 선원 1 m 거리에서 2 mR/h 이하
- 최대허용 수용량
  → 10,000Ci 이하 정도 → 선원 1m 거리에서 2 mR/h 이하가 되는 선원의 최대 수량
- 선원의 크기(이중 capsul의 내경 : 1~2 ㎝)
- ^{60}Co선원의 타입
  → coin type : 30~60 Ci/g
  → wafer type : 30~60 Ci/g
  → pellet type : 175 Ci/g → 많이 사용

② 지지장치(gantry)

- 조사장치 : 움직임이 용이, 360° 회전, 진자운동, 상하좌우, 정해진 각도, 고정가능
- 치료대 : 상하좌우, 앞 뒤 이동용이, 회전가능
- 대향판 : 치료실 벽 두께를 감소시킬 목적(납으로 만든 금속판)

③ Shutter

• 기능(용도)

→ 선원을 바르게 지지, 필요 없는데 방사선 방사 않도록 하고 필요할 때 필요한 방향이나 위치로 필요한 크기의 조사야를 열어 정확한 선량을 조사하도록 한다.

• Beam on · off 개폐기구

→ 선원 고정식 : 개폐시간이 길다.

→ 선원 이동식 : 조사 중과 비조사 중에 누설선량 분포 변화

→ 선원 수평 회전식 ⇒ 많이 이용

④ Collimator

→ 목적하는 부위에 필요한 크기의 조사야를 열어 방사선 조사가 될 수 있도록 하는 조리개 장치 → 반음영을 줄인다.

→ 교환 collimator : 소선원 근접조사장치에 쓰인다(사용 않음)

→ 평면 collimator : 대선원 치료장치에 쓰인다(사용 않음)

→ 원호 collimator(구면 collimator) : Beam의 방사각도에 따라서 원호 또는 구면으로 움직여서 반음영 감소

→ 다단 collimator(다중 collimator) : 원호 collimator와 같은 원리 (collimator가 여러 개)

→ 다분할 collimator(원체 collimator, 편심다분할 collimator, 분리형 편심다분할 collimator, MLC) → 병소에 맞춰서 조사야 조정(원격제어) : 정상 조직 피폭을 감소

→ 변형 collimator : 병소이외의 부분 차폐(shadow tray)

→ 연장 collimator : 반음영을 최소화 시켜줌

※ 재질 : Pb, W, U, 텅스텐 합금(많이 이용)

⑤ 광조사 표시장치(조사야 투광기)

→ 선원과 기하학적으로 일치시킨 광원을 써서 조사야 영역을 눈으로 볼 수 있게 불빛을 비춰주는 동시에 조사야 중심표시

⑥ 조사야 표시기

일정거리에서 조사야 크기를 가로 세로로 나타냄.

표시눈금의 간격 : 1~2 ㎜ or 1 ㎝ 간격

⑦ 2차 여과판

Collimator표면에서 발생하는 저 에너지의 2차 전자선을 흡수하는 역할

→ 피부보호 효과

→ filter의 재질 : 0~0.5 ㎜의 cadmium

→ 종류 : wedge filter, shadow tray, front pointer, back pointer, pin and arc

⑧ 제어장치

⇒ 제어실내에 설치된 제어기에 의해서 원격조작되고 있다.

4) 직선가속기(linac)

고주파의 전장을 이용해서 하전입자를 직선상으로 주행시켜 전자선, X선을 얻음

(1) 종류

선형양자가속장치 → 1 GeV까지 가속(의료용으로 사용되지 않음)

선형전자가속장치 → 40 GeV까지 가속(의료용으로 사용됨)

→ 에너지가 다양한 X선이나 전자선을 발생. 외조사암치료에 중추적인 역할

(2) 가속원리

→ 전자의 속도와 도파관내를 진행하는 전파의 속도(위상속도)가 일치하도록 하는 가속관을 써서 가속을 행하여 방사선을 발생

① 도파관 : 가속전계의 전파가 그 관의 내부 반사를 반복하면서 진행하게 하는 금속관

② Micro진행파에 의한 전자가속 : 광속보다 빠른 도파관내의 전파위상속도를 전자속도까지 낮추어 가속을 효율적으로 한다(전파위상속도 = 전자속도).

→ 위상속도를 늦추는 방법 : 동심원판을 적당한 간격으로 배열

∮동심원판 : 관내의 파장을 짧게 한다.

위상속도를 늦추게 한다(V=λ·f).

(3) 정재파형과 진행파형 가속관

① πmode 가속관(정재파형가속관)

→ Micro파 전계를 이용한 직선 가속장치

→ X선 전용

→ 원형도관의 내부원판의 간격은 관내파장의 π 모드, 2/π 모드 등으로 반사파는 모두 동위상으로 되어 입사파의 강도와 포개어져 정재파가 형성되는 전자가속관.

② 2/3π, π/2mode 가속관(진행파형 가속관)

→ X선, 전자선 병행

→ Micro파를 가속 에너지원으로 한다.

→ 원형도파관의 내부원판의 간격이 π/2 모드이고, 이웃 원판으로부터, 반사파의 위상차는 π가 되어 서로 상쇄되어 진행파가 형성된다.

(4) 전자의 입사와 buncher, regular

→ 전자 입사 에너지 50~80 KeV를 buncher와 가속부에서 1MeV까지 가속

→ 넓은 위상의 전자를 위상으로 모이게 하여 에너지를 균일하게 한다.

→ 변화하는 전파의 위상속도와 전자속도가 일치되도록 한다.

① Buncher부 → 1 MeV까지 가속

→ 전자입사부에서 전자속도가 가속 받아 변하기 때문에 원판간격 및 구멍의 크기 변화

② Regular부 → 5~6 MeV까지 가속

→ 원판간격과 구멍의 크기 일정, buncher부에서 가속된 전자를 더욱 가속

(5) 가속전자 전류와 에너지

→ 전자선 출력 최대점은 에너지의 1/2점

→ X선은 에너지의 약 1/3(70 %)

15 MeV의 linac에서는 X선은 약 10 MeV로 사용

(6) 구성

→ X선 전용 : 정재파형 가속관(3~4 MV)

→ X선과 전자선 병용 : 진행파형 가속관(15~18 MeV)

① 본체(가속관부, 조사 head)

② 가속관부

㉠ 전자총 → 가속관내 전자를 공급하는 전자원

→ 전자입사전압 : 장치에 따라 20~80 KV

→ 전자원 : tantalum bombard형, 산화물, 텅스텐류

㉡ 가속관

→ 재질 : 무산소 Cu(전기전도가 높다, 방전되지 않는다, 고진공도 유지)

• **정재파형 가속관(3~4 MeV)**

→ 전위 경도가 높다.

→ 가속관 전장 : 4 MeV에서 약 30Cm

• **진행파형 가속관(15~18MeV)**

→ buncher부 : 전자입사부에서 전자속도가 가속 받아 변하기 때문에 원판 간격 및 구멍의 크기 변화(1 MeV까지 가속)

→ regular부 : 원판 간격과 구멍의 크기 일정 buncher부에서 가속된 전자를 더욱 가속

→ X선과 전자선 병용형 → X선 사용 시 : Target와 충돌

→ 전자선 사용 시 : Target 제거

㉢ 집속 코일계

• 가속전자가 가속 관벽 내에 충돌하는 현상 방지

㉣ 무반사 종단기

• 고주파 가속전자가 관벽 내에 반사하지 못하게 한다.

㉤ 편향부(Ti의 박막통과)

• 가속전자를 편향시켜 Ti(티타늄)박막을 통과시켜 공기 중으로 보낸다.

㉥ 이온펌프

• 관내 고진공도 유지(10~8㎜Hg)

㉦ 본체 냉각부

• 가속관의 온도변화를 ±0.5도 이내로 제어한다.
• Targer 주변의 고온 방지한다.
• 온도 변화에 의해 생기는 마이크로파 위상변화 최소화한다.

③ **마이크로파 발진계**

㉠ Magnetron

• 구조가 간단 · 소형이다.
• 가격 저렴하다.
• 주파수나 출력의 안전성이 좋지 않다.
• 수명이 짧다.

㉡ Klystron

• 증폭과는 주파수 안정화 장치에 의한 안정성이다.
• 수명이 길다.
• 선과 전자선 병용장치에 사용한다.
• 가격이 비싸다.

④ 조사 head부

• 불필요한 방사선을 이용선추의 1/1,000 이하로 방어한다.
• 구성 : Target, Flattening filter, Scattering foil, Wedge filter, Collimator, 조사야 표시기구, 방사선 검출기, 부속기구 부착부이다.

㉠ Target

• 재질 : tungsten, 금, 백금

- X선 발생 시 사용한다.

㉡ Flattening filter(선속평탄 여과판)

- 재질 : Pb, Al, Cu(원자번호 높은 물질)
- X선 강도를 균일하게 한다.

㉢ Scattering foil(산란박)

- 재질 : Al, Cu, Ta, Pb(원자번호 낮은 물질)
- 모든 전자빔을 산란 확산시켜 균둥한 선량분포 조사야로서 이용한다.
- 전자선 발생시 원자번호가 크면 X선 발생의 우려가 있다.

㉣ Wedge filter(설상필터)

- 사입사, 완곡면 조사 시 사용한다.
- 종양의 선량분포를 균등하기 위해 사용한다(주로 상악암에 이용).

㉤ Collimator

- 재질 : W, WHA
- 원호운동으로 개폐되어 조사야를 열어준다.

⑤ Linac의 자동제어계

㉠ 자동주파수 제어회로(AFC) : magnetron이 우수

㉡ 자동 선량률 제어회로(ARC)

- 장시간 안정도 ±3% 이내, 회전
- 안정도 ±5% 이내
- 반복 안정도 ±3% 이내

㉢ 자동분포 보정회로(ADC) : 평탄도를 향상시킨다.

㉣ 가속 최적 주파수 제어회로(FRC)

- FRC에 의해 가속관의 가속 중심주파수에 맞춰 설정한다.

⑥ Gantry

⑦ Treatment

⑧ 제어기(controller)

(7) 성능(10MV X선의 특징)

① 심부 선량률이 크다.

② 최대 B.U이 2.5㎝이다. → skin sparing effect

③ 높은 선량률을 가지고 있다.

④ Bone보호 효과

⑤ 넓은 조사야 설정한다.

⑥ 적은 초점 target을 가질 수 있다(3.0 ㎜φ).

⑦ 장치 가동 않으면 피폭이 안 된다.

⑧ 선량 평탄도 불안정하다.

⑨ 출력이 불안정하다.

⑩ 고장수리, 교정이 어렵다.

⑪ 측방산란이 적고, 전방산란이 많다.

5) 자계에 의한 원궤도가속장치(betatron, microtron)

(1) 가속 원리

전자는 자계에 의해 원 궤도 운동을 하고 자속의 변화에 의해 생긴 전계의 작용을 받아 일정 궤도의 반경위를 주회하며 가속한다.

① 전자 궤도(원운동)

⇒ Fm = evB(Fm : 로렌즈의 힘, B : 자속 밀도)

→ 운동 방향은 fleming의 왼손 법칙이다.

⇒ Fm = Fc(Fm : 로렌즈의 힘, Fc : 구심력)

→ 전자가 궤도 일탈을 하지 않고 일정한 반경으로 회전 운동한다.

② 전자 집속

⇒ 전자가 안전 궤도의 이탈을 막기 위해 전자 집속(전계=자계)

⇒ 전자 궤도 이탈 → 힘의 불균형에 의해(전계≠자계)

③ 전자의 입사

⇒ 자력의 세기에 따라 전자입사전압을 선택, 의료용 betatron의 입사전압 : 40~60 kV

④ 전자의 가속 형태

⇒ 교류 전원에 의한다.

⇒ 전자 에너지는 전자 입사로부터 1/4 cycle 후에 최대가 된다.

(2) 방사선 발생과 에너지

⇒ 전자의 에너지가 가장 높게 된 순간에 전자 궤도를 강제로 확대시키거나 축소시켜 방사선 발생시킨다.

① X선 및 전자선 발생

가. X선 발생 : Target와 충돌해서 발생

→ 소형, X선 발생 효율이 높다. 원자번호 높은 물질사용(백금)

나. 전자선 발생 : Peeler법

→ 전자선 에너지를 다른 가속 장치보다 용이하게 변화

② 에너지 결정

⇒ Magnet의 여자전류를 변화시키는 방법

⇒ X선, 전자선 발생시각을 조정하는 방법

(3) Betatron의 구성

⇒ Betatron head, Doughnut tube, Magnet 여자전원장치, 전자석, 펄스 발생기, 치료대 지지장치, 제어기

6) 입자선 치료장치

Cyclotron, Synclocyclotron, AVF Cyclotron, Synclotron 등이 있다.

(1) Cyclotron

⇒ 방사선 치료 : 중성자선
RI생산 : 반감기가 매우 짧은 것 : ^{15}O, ^{13}N, ^{11}C
반감기가 적당히 긴 것 : ^{67}Ga, ^{201}TI, ^{123}I

① 가속입자 : 양자, 중성자
② 자계로 주회 운동과 전극 간극의 전계에 의해서 입자 가속
→ 고주파 주파수 고정
③ 나선형 원운동
④ 구성 : Dee, 고주파 발생기, 이온성
⑤ 이용 방사선 : 속중성자선, 양자선, 중이온성

(2) Synchrocyclotron

⇒ Cyclotron과 전자식, 전극 구조가 같지만 가속 전계의 주파수를 변형시켜서 가속하는 장치이다.
⇒ π^- 중간자를 생성

(3) Cyclotron과 다른 점

① 출력 전류가 펄스 형태로 cycltron에 비해 1/100
② 입자의 회전 위상이 불안정
③ 높은 가속 전압 불필요
④ 높은 에너지까지 가속(500~800 MeV)

7) 강내 및 조직내 조사장치(micro selectron, selectron)

8) 정위방사선치료장치(stereotactic radiosurgery system

⇒ 외과적 수술이 어려운 뇌질환 환자에 유용하다.

⇒ 종류 : Gamma knife radiosurgery, X-knife radiosurgery, Photoelectron radiosurgery(PRS)

(1) Gamma knife radiosurgery

⇒ 201개의 구멍을 통해 γ선이 한 점에 집중하여 조사 → 감염과 수술 합병증의 위험이 없다.

(2) X-knife radiosurgery

⇒ 기존의 linac을 이용하여 pencil beam을 만들어 여러 방향에서 종양에 집중 조사

(3) Photoelectron radiosurgery(PRS)

⇒ 바늘과 같은 장치를 이용해서 10 MV의 약한 X선을 병소에 조사

⇒ 에너지가 낮아서 환자, 시술자 피폭이 없다.

⇒ 장치가 가늘기 때문에 어떤 부위든 치료 가능

9) β선 조사기구(^{90}Sr ~ ^{90}Y선원 applicator)

실습 장치에 대해서 그 특징을 이해한다.

Linac에 관한 용어집

- **모니터 선량계**
- **Flatterning filter**

고 energy X선 치료 시 FS 내에 X선 강도 분포를 균등하게 해주기 위한 것

※ Linac 장치에서 조사야 선량분포 평탄도는 ±3% 이내

- **Scattering foil**

고 energy 전자선 치료 시 FS 크기에 맞게 전자선의 beam을 확산시켜 주는 역할

- **가속관(진행파형, 정재파형)**

① 재질 : 무산소동(전기전도를 높이고 방전을 억제하며 가속관 내부의 고진공도를 유지하기 위함)

② 가속관내부의 항온장치 : 온도팽창을 막고 일정온도 유지

- **전자총**

① 가속관 내의 전자 공급 장치

② 수명 : 500~1000 hrs

③ 음극에서 발생된 전자는 광속의 약 1/2 배 속도로 가속관내에 입사된 최종적으로 거의 광속에 가깝게 가속관내에 가속.

- **마이크로파 발진관(magnetron, klystron)**

마이크로파 가속 전원으로 이용

마이크로파 frequency : 2856MHz

① Magnetron

㉠ Klystron 에 비해 소형

㉡ 조작 간단, 수명 짧다

㉢ 첨두 출력범위 : 2~5 MW

㉣ 출력 안정성이 낮다

㉤ 가격 저렴하다.

② Klystron

㉠ 고주파 증폭기로 주로 이용

ⓛ Dual beam(X, E-b)장치에 효과적

ⓒ 첨두출력 : 5~7Mw 의 대출력 갖는 마이크로파 발생

ⓡ 출력안정성, 수명면에서 magnetron에 비해 양호

ⓜ 가격고가

- **조리개장치**

① 재질 : W, WHA(W+Cu+Ni)

② 방어능력 : 이용선추 강도의 1/1000 이하가 되게 함

③ 회전범위 ; ±90~270(장치의 무리를 피하기 위함)

④ FS 조절범위 : 0 · 0~40 · 40(0.1cm 씩 미세조정가능)

- **주제어기**
- **X선 target**

① 재질 : W, WHA, Au, Pt

② 고 energy X선 사용 시 전자 beam 통로에 삽입되어 전자선 치료 시에는 제거 된다.

- **270° 편광자석(벤딩마그네트)**

편향자석에 의하여 가속된 전자류를 270°로 편향시켜 티타늄 박막을 통하여 window쪽으로 내보낸다.

- **EPID(electronic portal imaging device : 포털 이미징 장치)**

기존의 linac-gram, gamma-gram과 동일한 역할을 하는 것으로 빔 조사 중 치료부위와 차폐부위를 확인할 수 있는 장치.

① 이온영상장치 = portal vision

② Beam 조사 시 투과영상 표출가능

③ 치료 정확도 높임

④ 치료오차 최소화

⑤ Image reconstruction 가능

⑥ FS 의 제한성 : 유효영상면적 26cm · 26cm

⑦ 외부충격에 약하다

3. 치료계획

종양의 방사선 감수성과 그의 주위에 있어서 정상조직의 내용선량을 고려해서 계획한다.

1) 조사법의 종류와 선량분포의 검토

2) SSD법과 SAD법

SSD 법 : 선원 - 피부간 거리(source-skin-distance)

3) 위치결정장치(X선 simulator 또는 CT simulator)의 특징

4) CT 영상의 이용

5) 방사선치료계획용 computer

2차원 치료계획, 3차원 치료계획

6) 기구

조사관련 보조기구와 그의 사용방법 블록, 멀티립 콜리메이터, 쐐기상 필터, 다이나믹 웻지, 보상 필터, 보러스, Mirror판, 쉐도우 트레이 등

7) 확인사진(linac graphy)과 조합(verification) 포털이메이징장치(EPID)

8) 선량분포에 있어서 각종 체적의 개념(ICRU 50에 의함)

- GTV(gross tumor volum) : **육안적 표적용적**

  : 악성종양의 mass에 해당되며 촉진, 시진, 또는 영상법에 의해 관찰되는 부분

- CTV(clinical target volume) : **임상적 표적용적**

  : GTV와 그 주위의 잠재적 현미경적으로 종양세포 농도가 저하 되고 있는 부위

- PTV(planning target volume) : **계획적 표적용적**

  : CTV를 포함하며 환자의 움직임, 호흡에 의한 조직의 움직임

- TV(treated volume) : 치료용적

  : 근치 및 고식조사에 필요한 치료선량이 정확히 조사되어야 하는 용적으로서 일반적으로 IC의 95 %선까지 포함하는 영역

- IV(irradiated volume) : 조사용적

  : 정상조직의 내용선량까지 조사 할 수 있는 용적으로 IC의 20 %선까지 포함되는 영역

9) 방사선 치료의 flow chart(IURU REPORT 24에 의함)

4. 선량계산법

- 심부선량율 곡선의 의의
- 불균일 물질의 고정
- 선량계산에 필요한 인자(TMR, PDD, OCR 등)
- 부정형 조사야
- 병소선량의 계산

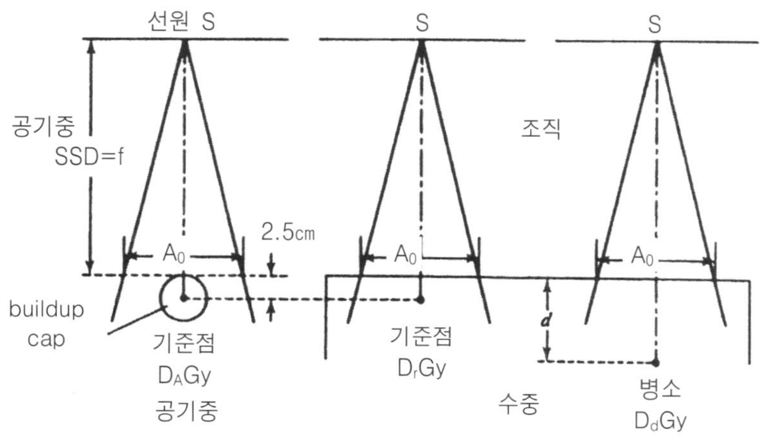

a. SSD법의 배치도

SSD법에서는 SSD = fcm에 있어서 조사야 $A0cm^2$ 이 기준이 된다. 이 조사야에 있어서 기준점(예로서 10MV X선이라면 + 2.5cm 심부의 점)에 몇 Gy 조사하는가를 고려해야 한다.

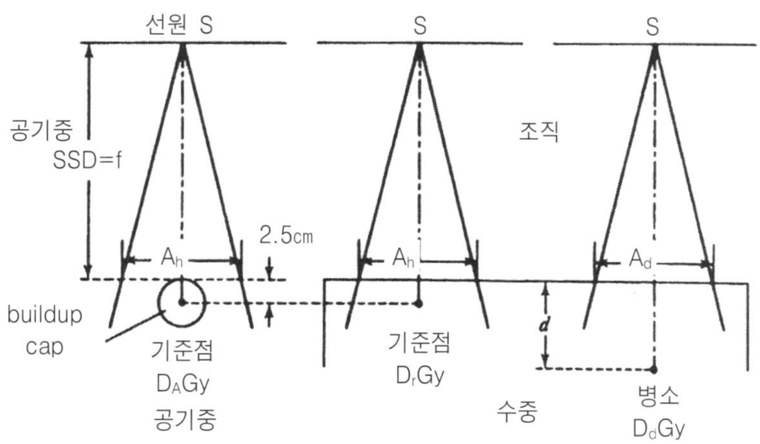

b. SAD법 또는 STD법의 배치도

SAD법에서는 SAD hcm에 있어서 조사야 $Ahcm^2$ 이 기준이다. 이 조사야에 있어서 기준점(예로서 10MV X선이라면 h=SSD+2.5cm) 깊이가 dcm이면 조사야 $Adcm^2=Ahcm^2$이다.

5. 선량측정

- 선량계의 종류와 측정조건, 측정범위
- 선량계의 취급과 보존
- 선량계의 교정
- Reference 선량계와 field 선량계
- 선량측정의 목적
- 고에너지 방사선 측정의 특수성
  X선, γ선, 전자선
- 전자선의 비정과 energy
- 기준점과 교정점
- 물 흡수선량교정 정수 $N_{D,\ w,\ Q_0}$ 또는 $N_{D,\ w}$
  (Q_0 : 기준선질(^{60}Co γ선의 경우 Q_0는 생략))
- 선질 변환계수 $k_{Q,\ Q_0}$ 또는 k_Q
  (^{60}Co γ선의 경우 Q_0는 생략)
- Phantom의 종류와 사용목적
- 측정후의 data 정리
- 중성자의 측정
- 화학선량계 · glass 선량계 · TLD에 대해서

6. 선량분포

1) 선량분포계산법

(1) 교정에 의한 계산법

실측에 의한 선량분포수집 SAR법, TAR법, 등가법, clarkson법

(2) Model에 의한 계산법

- 광자선 : Convolution법
  Super position법
- 전자선 : Pencil beam법

(3) 이론식에 의한 계산법

몬테칼로법

2) 선량분포의 확인

- Film법
- Computer 이용
- 열 luminescence 선량계(TLD)의 이용
- 선량계(전리조, glass선량계 등)의 이용

7. 조사법

- A. 고정조사
  - 1문조사
  - 2문조사
    - 대향2문조사
    - 직교2문조사
    - 사입2문조사
    - 접선조사
  - 다문조사
    - 3문조사
    - 4문조사
      - BOX조사
      - 십자화조사
    - 5문조사
  - 기타의 고정조사
- B. 운동조사
  - 회전조사
  - 진자조사
  - 기타의 운동조사
- C. 원체조사
  - 강도변조방사선치료(IMRT)
  - 다이나믹 조사
  - 세차원체집광조사
- D. 정위 방사선조사
- E. 전자선조사

8. 밀봉소선원치료

- **밀봉소선원치료의 분류(β선원, γ선원)**

- **선량율에 의한 분류(HDR, MDR, LDR)**

- **조사방법에 의한 분류**
  - 강내조사, 조직내조사

- **밀봉소선원치료의 치조계획**
  - 선원위치취득
  - 선원근방의 흡수선량
  - 선량분포의 최적화

- **밀봉소선원 치료장치의 관리**

9. 기타의 치료

1) 전신조사

(1) TBI(total body irradiation)

① 목적

골수이식(BMT) 전 항암제와 함께 백혈병 세포의 조절과 이식골수 거부방지 목적이다.

② 적용질환

백혈병, 악성림프종과 같은 고 감수성 전신질환

③ 한 조사야 내에 몸 전체를 포함시켜 방사선을 좌우 대향 2문 조사

④ 분할조사 : 조사 횟 수 늘리고, 1회 선량감소(백내장 부작용 감소)

⑤ 선량 : 총 12 Gy(1일 2회씩 총 8회 치료)

(2) TSEB(total skin electron beam)

① 목적

전신에 피부암이 확산된 경우 전체 피부를 포함시켜 2중 6문 조사한다.

② AP, PA, LAO, RAO, LPO, RPO

③ 피부선량 증가시키기 위해 beam spoiler 사용

2) 술중조사(개창조사)

(1) 목적

동시 또는 상보적 시행으로 암의 치료효과를 극대화한다.

(2) 적응질환

위암, 췌장암, 전립선암, 방광암

3) 입자선치료

4) 온열치료

(1) 목적

온도가 상승하면 방사선감수성이 상승하는 작용이 용이하다.

(2) 가온요령

세포 치사 효과를 높이기 위하여 3~5시간씩 하루에 두 번 정도로 주 2일 반복치료한다.

(3) 가온 적정 온도

42~43℃

(4) 가온 시간

1회당 40~60분

10. 장치의 점검관리와 방사선관리

이하의 항목에 대해서 중요한 점을 파악한다.

- **일상, 주, 월별 점검과 기록, 그 활용**

- **고장의 종류**

- **고장 예방과 대책**

- **주요한 부품의 수명**

- **장치의 QC항목, 허용오차, 점검빈도**

11. 용어

다음 치료용어(대표적)를 이해한다.

- **Bolus**

⇒ 사용목적

① 환자 피부에 굴곡 된 곡면을 평탄하게 하기 위합이다.
② Bolus 두께만큼 build-up dose를 피부 표면쪽으로 이동시켜 그곳에 위치한 종양선량을 증가 시킨다.
③ 심부 정상조직에 선량을 감소시키는 역할이다.

⇒ 특징

① 피부표면에 조직 등가 물질을 놓고 조사한 것이다.
② 피부표면에 요철을 없애 평탄한 표면으로 만든다.
③ 심부 정상 조직 선량 감소(인체 요철면 제거) : 종양 선량률 증가
④ Skin sparing effect 없다.

- **보상 filter**

- Skin sparing effect를 유지하면서 불균등한 선량분포 보상한다.
- skin에서 15~20 cm 이격하여 설치한다.
- 재질 : paraffin, 구리, 얇은 납판

- **Target volume**

- **Shadow tray**

: 치료장치의 head 전면에 장착하여 연블럭 등 차폐체를 올려놓고 고정시킬 수 있는 기구이다.

- **Build up**

: 방사선의 에너지가 높게 되면 표면 선량보다도 표면에서 깊이 들어갈수록 선량이 증가되어 어느 지점에서 최대 선량이 된다.

◆ Field 선량계

- 일상적인 측정이나 선량분포 측정
- 물 phantom 안을 원격조정으로 주사

◆ Build up 깊이

방사선	수중 깊이(cm)	방사선	수중 깊이(cm)
137Cs γ선	0.15	15MV X선	3.0
60Co γ선	0.5	20MV X선	4.0
4MV X선	1.0	30MV X선	5.0
6MV X선	1.5	8MeV 전자선	1.5
8MV X선	2.0	10MeV 전자선	2.0
10MV X선	2.5	12MeV 전자선	2.5

◆ Front pointer

: 정확한 조사야 중심(중심선속)과 SSD를 설정하는데 사용한다.

◆ Side pointer

: Isocenter의 위치와 level을 알리기 위해서는 세 방향에서 가는 빛을 조사해 서로 만나게 하면 용이하다.

◆ Wedge filter

- 목적 : 등선량 분포를 목적에 맞게 변화시키기 위해 사용

⇒ 재질 : Pb, Cu, lerd, copper

⇒ 형태 : 설상, 즉, 쐐기 모양

⇒ 사용 선질 : 코발트 - 60 γ선, 고 에너지 X선

⇒ Wedge filter의 사용 : 피부 표면에서 적어도 15 cm 이상 유지 → skin spating effect 유지

⇒ 10 cm 깊이 이상의 종양에서는 효과가 없다.

• BSF(back scatter factor)

: 중심선속상의 최대 선량과 같은 지점에서의 공중선량과의 비.

$$BSF = \frac{D_{\max}}{D_a} = TAR(d_{m,} r_{dm)} = \frac{D_s}{D_a}(\text{저에너지 } X\text{선})$$

- r_{dm} : 최대 선량 깊이 d_m에서의 조사야
- r_{dm} : 최대 선량 깊이 d_m에서의 조사야

⇒ 후방산란계수 좌우 인자

- 선질
- 조사야
- 피사체의 두께
- 조사체의 원자번호
- 선원으로부터의 거리에 따른 변화는 없다.

• SSD(source-surface distance)

: 선원 표면간 거리

- 표재치료장치, 심부치료, 전자선 치료 등에 사용(cone사용)
- ^{60}Co, ^{137}Cs원격치료장치에 의한 고정조사 시 사용
- 고에너지 X선 고정조사 시 사용

• SAD(source-axis distance)

: 선원 회전축간 거리

- ^{60}Co, ^{137}Cs원격치료장치에 의한 운동조사 시 이용
- 선량계산 : TAR필요

• STD(source-tissue distance)

: 선원 조직간 거리

- 고에너지 X선 고정, 운동조사에 이용
- 선량계산 : TPR필요

- **TPR(tissue-phantom ratio)**

$$TPR = \frac{\text{팬텀 내의 어느 지점에서의 선량}}{\text{기준점 깊이에서의 선량}}$$

- **TMR(tissue-maximum ratio)**

$$TMR = \frac{D_t}{D_m} = \frac{\text{조직선량}}{\text{최대선량}}$$

- **RALS(remote after-loading system)**

⇒ ^{60}Co, ^{192}Ir, ^{137}Cs을 이용한 중 · 저 선량률 강내조사가 이용된다.

⇒ 강내 조사와 외조사의 병용은 필수(자궁경부암 치료 시)

⇒ 특징

① 술자에 피폭선량이 없다.

② 환자의 고통이 적다.

③ 정확한 선량분포를 얻을 수 있다.

④ 분할조사의 이점이 있다.

⑤ 외래로 치료 가능하며 마취 없이도 시행할 수 있다.

- **RTP(radiothrepy planing)**

- **LET(linear energy transfer)**

⇒ 전리 입자가 물이나 조직 내를 통과 시, 입자의 단위 비정당 에너지 손실

⇒ KeV/μm

⇒ 100 KeV/μm 이상 : Overkilled effect 발생

⇒ RBE and LET 의 peakcl의 LET가 치료에 적당

⇒ 방사선의 LET가 증가됨에 따라

- 생존곡선의 경사가 급경사로 되며,
- 외삽치가 1에 가깝고,
- 어깨부가 점점 작아진다.

∴ LET가 커짐에 따라 방사선 감수성이 높아진다.

- **RBE(relative biological effectiveness)**

⇒ 250kV X선을 표준으로 해서 같은 생물학적 변화를 일으키는 데 필요한 어떤 방사선량에 대한 비(흡수에너지가 같아도 방사선의 종류가 다르면 생물학적 효과도 다르게 된다).

⇒ RBE가 좌우되는 인자 · 선질 · 선량 · 선량률 · 선량분할횟수 · 생물계 또는 end point

$$REB = \frac{\text{어떤효과가 일어나는데 필요한 표준방사선}(250kV\text{량})}{\text{같은효과가 일어나는데 필요한방사선}(\gamma)\text{량}} = \frac{D_{250}}{D_{\gamma}}$$

- **^{60}Co 선원**

선원 : 고에너지 γ선을 방사하는 방사성 물질 - ^{60}Co, ^{225}Ra, ^{137}Cs

⇒ 장점

① 높은 전압을 사용하지 않음
② 절연에 신경 쓸 필요 없다.
③ 출력이 변동이 없다.
④ 치료 중 안정한 출력이 얻어진다.

⇒ 단점

① 방사선 발생을 멎게 할 수 없다.
② 원자번호가 높은 물질로 선원차폐 - 납(Pb), tungsten, uramium
③ 치료 시 불필요한 방향으로 γ선 차폐가 어려움
④ 감약에 대한 보정

⇒ ^{60}Co을 이용한 것 보다 ^{137}Cs을 이용한 것의 장 · 단점

① 장점 : 용기 조사실 차폐가 용이
반감기(30년) 길다.
선원을 교환하는 번거로움이 없다.

② 단점 : 피부반응이 강하다.
동일 선량 얻는데 필요한 방사성 물질의 양이 크다.
선원이 커진다.

- **CTV(clinical target volume) : 임상적 표적용적**

: GTV와 그 주위의 잠재적 현미경적으로 종양세포 농도가 저하 되고 있는 부위이다.

- **GTV(gros tumor volume) : 육안적 표적용적**

: 악성종양의 mass에 해당되며 촉진, 시진, 또는 영상법에 의해 관찰되는 부분이다.

- **PTV(planning target volume) : 계획적 표적용적**

: CTV를 포함하며 환자의 움직임, 호흡에 의한 조직의 움직임이다.

- **ITV(interanal terget volume)**

- **TV(treated volume) : 치료용적**

: 근치 및 고식조사에 필요한 치료선량이 정확히 조사되어야 하는 용적으로서 일반적으로 IC의 95 %선까지 포함하는 영역이다.

- **IV(irradiation volume) : 조사용적**

: 정상조직의 내용선량까지 조사 할 수 있는 용적으로 IC의 20%선까지 포함되는 영역이다.

- **NSD(nominal standard dose)**

⇒ Ellis의 명목표준선량식(ellis nominal standard dose equation)

$$NSD = \frac{D}{T^{0.11} \cdot N^{0.24}}$$

- D : 내용선량(tolerance dose) • T : 전치료일수(overall treatment time)
- N : 분할횟수(number of fractions)

⇒ 이 식의 비례 정수를 명목표준선량이라 부른다.
이 비례 정수에는 시간과 선량이 내포되어 있어 ret라고 하는 단위가 제안되어 있다.
※ 부분 내용량(partial tolerance, PT)

⇒ 두개의 치료방법을 비교하는 것이다.

⇒어떤 크기의 N회 분할조사에서 NSD 값이 최고 1,88ret라 한다.
이때 이것보다 적은 분할회수 n회에 의한 부분 내용량 PT이다.

$$PT = (\frac{n}{N}) \times NSD = NSD \times 1,800$$

- **TDF(time-dose-fractionation factor)**

: NSD 개념에 의한 TDF는 시간 - 선량 - 조사 횟수의 인자를 말하고 있다.

- **SM(set-up margin)**

- OAR(organ at risk)

Organ	Injury	TD5/5	TD50/5	Field,length
Bone marrow	Aplasia, Pancytopenia	250	450	Whole
		3000	4000	Segmental
Liver	Acute, Chronic	2500	4000	Whole
	Hepatitis	1500	2000	Whole
Stomach	Perforation, Ulcer	4500	5500	100cm
	Hemorrhage			
Intestine	Ulcer, Perforation	4500	550	400cm
	Hemorrhage	5000	6500	100cm
Brain	Infarction, Necrosis	5000	6000	Whole
Spinal cord	Infarction, Necrosis	4500	5500	10cm
Heart	Pericardotis, Pancarditis	4500	5500	60%
		7000	8000	25%
Lung	Acute, Chronic	3000	3500	100cm
	Pneumonitis	1500	2500	whole
Kidney	Acute, Chronic	1500	2000	Whole
	Nephrosclerosis	2000	2500	Whole
Fetus	Death	200	400	Whole

- PRV(planning organ at risk volume)

- CI(conformity index)

과제 1. 방사선 치료에서 전자선 측정의 실제

방사선 치료에서 전자선 측정에 대해 아래의 항목을 검토한다.

1. 전자선의 energy

6 Mev, 9 Mev, 12 Mev, 15 Mev, 18 Mev

2. 측정기 및 phantom

① Reference 선량계

- 모든 시설에 있어서 표준선량계
- 조사선량, 흡수선량의 절대측정에 이용
- 전리용적 : 내경 0.6cc cm ↓, 길이 3.0 cm

② Field 선량계

- 일상적인 측정이나 선량분포 측정
- 물 phantom 안을 원격조정으로 주사

③ 표면전리조(평행평판형타입 - 'markus chamber' : 전자선의 표면선량에 유용)

-전자선의 절대측정, build up 영역의 표면선량

④ Film 법

- 파장, 방향의존성이 높은 것이 결점
- 선량분포를 동시에 연속적으로 알 수 있다.
- 선량분포의 정량적 파악 편리

⑤ TLD(열형광선량계)

- 소형이기 때문에 몸 안에 넣어 병소부위의 선량측정
- 파장 의존성이 높다.
- 각각 소자에 감도의 불균형

⑥ 화학 선량계

- 감도가 낮다 : 절대측정에만 사용
- 색소의 색변화 이용

3. 심부량 백분율 곡선측정

$$\%DD = \frac{D_d(\text{흡수선량})}{Do(D_{\max}) = build\ up} \times 100$$

※ 심부선량백분율(%DD)의 영향인자

① 방사선 에너지 ↑

② SSD ↑ ⇒ %DD ↑

③ 조사야 ↑

☞ 조사야의 면적이 같더라도 형태에 따라 %DD가 다르다 ⇒ 산란부가량이 변하기 때문이다.

☞ SSD가 증가에 따라 PDD가 증가하는 것은 inverse square law의 영향에 기인되고 있다. 비록 한 점에서 실제 선량율은 선원으로부터의 거리가 길어질수록 감소하고 있을지라도 reference point에 대한 상대적인 선량인 심부선량 백분율은 SSD가 증가할수록 커지게 된다.

4. 전자선의 cone size

5 · 5, 10 · 10, 15 · 15, 20 · 20

5. 기타

과제 2. 고선량율 소선원치료에 있어서 선원강도 측정

^{192}Ir 선원을 이용한 고선량율 소선원치료장치(마이크로 셀렉트론)의 선량강도를 측정한다.

1. 공기 kerma(공중선량)율 측정

2. 선원강도(방사능)의 계산

3. 방사능 감쇄의 검토

4. 기타

과제 1, 2는 본래 실험을 하고 검토하는 것이 이상적이나 현재의 치료 상황에서는 그 시간을 설정하는 것이 곤란하다. 따라서 실습 중에 설명하는 것으로 이해를 구한다. 또한 선량계 phantom 등의 취급은 주 2회의 선량교정 등으로부터 이해해야 한다.

MEMO

제4장 핵의학

제4장 핵의학

Ⅰ. 핵의학 임상 실습 개요

각종 핵의학 검사 및 치료법의 원리와 방법을 이해하고 방사성의약품 및 핵의학기기 사용법을 익힘으로써 실제 임상 환자의 진단과 치료에 활용하는 능력을 습득한다.

1. 핵의학 임상 실습목표

(1) 방사성의약품의 제조와 특성, 품질관리, 사용방법 및 생리적 집적기전을 이해하여 임상에 응용한다.
(2) 감마카메라의 기본구조와 원리를 이해하고 영상 수집 및 분석방법을 습득한다.
(3) PET의 기본구조와 원리를 이해하고 영상 수집 및 분석방법을 습득한다.
(4) 감마카메라 정도관리의 필요성을 이해하고 각 장비의 정도관리방법을 습득하여 영상(image)에 미치는 효과를 알아본다.
(5) 각종 핵의학 기기의 구조, 원리, 특성, 사용기술 등을 이해하여 임상검사에 응용한다.
(6) 각 장기들의 핵의학검사의 원리와 이용되는 방사성의약품 및 검사방법과 영상분석방법을 터득하여 이를 임상에 응용한다.
(7) 방사성 핵종에 의한 치료에 관하여 이해하여 임상에 응용한다.
(8) *in vitro* 핵의학검사의 원리 및 방법을 이해한다.
(9) 핵의학 방사성폐기물의 관리방안을 알아본다.

2. 핵의학 임상실습학생의 기본자세 및 일반적인 유의사항

(1) 실습에 임하는 학생으로서의 신분임을 분명히 알고 실습에 임해야 한다.
(2) 환자와 만날 때는 최대한 친절해야 하며, 이해하는 마음을 가져야 한다.
(3) 실습생 상호간에 언행을 삼가하며, 실습에서 알게 된 진료정보를 누설해서는 안된다.
(4) 실습의 내용, 진도 등에 관해 항상 예습과 복습을 철저히 해야 한다.
(5) 임상실습 강사의 설명을 충분히 듣고, 모든 근무는 실습병원 규정 범위 내에서 한다.

3. 핵의학 임상실습의 교육평가 항목

(1) 실습태도(성실성, 근면성) 및 출, 퇴근 시간
(2) 실습 보고서
(3) 새로운 실습 상황에 대처하여 문제를 해결 할 수 있는 적응력
(4) 현재 실시하고 있는 실습 내용에 대한 지식과 기술의 정도
(5) 용모, 복장, 언행의 단정
(6) 직원 상호간의 협동심 및 원만한 인간관계
(7) 매사에 적극적이고 창의적인 활동성
(8) 실습 중 각종 기자재의 관리 철저와 실습장을 정리 정돈하는 태도
(9) 자기가 맡은 일에 대한 책임감과 독자적으로 수행할 수 있는 능력

4. 핵의학 임상실습 항목

(견학 및 실습은 각 병원의 검사계획에 따른다)

이수항목		이수방법			비고
검사항목	세부내용	강의	견학	실기	
뇌·신경계	뇌 SPECT	O	O	O	
	뇌조 신티그램	O	O		
	뇌실 단락기능검사	O			
골격계	뼈 신티그램	O	O	O	
	Bone SPECT	O			
소화기계	위장관 출혈 신티그램	O			
	위배출 기능검사	O			
	식도통과 검사	O			
	위점막 신티그램	O			
	간 신티그램	O	O		
	간담도 신티그램	O	O		
	혈관종 신티그램 & SPECT	O	O	O	
	지라(비장) 신티그램	O			
	타액선 신티그램	O			
비뇨기계	동적 콩팥 신티그램	O	O	O	
	DMSA 콩팥 신티그램	O	O		
	고환 신티그램	O			
	방광 신티그램	O			
순환기계	Multy gated blood – pool scan(MUGA)	O	O		
	심근관류 SPECT	O	O	O	
	정맥 신티그램	O			
	혈관 신티그램	O			
	림프관 신티그램	O	O		
	Raynaud′s 신티그램	O			

호흡기계	허파관류 신티그램	O	O		
	허파환기 신티그램	O	O	O	
내분비계	갑상샘 신티그램	O	O		
	갑상샘 섭취율 측정	O	O	O	
	부갑상샘 신티그램	O			
	부신 신티그램	O			
종양계	Ga-67신티그램 & SPECT	O	O		
	MIBG 신티그램 & SPECT	O			
	탈륨 신티그램	O			
	Tc99m-MIBI 신티그램	O			
SPECT	기타(b-CIT/IPT, WBC, MIBI-tumor 등)	O			
PET 검사	PET의 원리	O			
	사이클로트론에서 생산되는 방사성 핵종	O	O		
	PET & PET-CT	O	O	O	
방사성 동위원소 치료	I-131 전신 신티그램	O	O	O	
	I-131 치료	O	O		
	P-32 치료	O			
	Sr-89 치료	O			
정도관리	방사성의약품	O	O	O	
	감마카메라	O	O	O	
	PET	O	O		
	체외검사	O			
방사선 안전관리	종사자 피폭선량 관리	O	O		
	방사성폐기물 취급 관리	O	O	O	
체외검사	방사면역측정법 (radioimmunoassay : RIA)	O	O		
	경합적 단백 결합 측정법(CPBA)	O			

CPBA : competitive protein binding assay

MEMO

MEMO

Ⅱ. 핵의학과의 구성과 장비

1. 핵의학과의 구성

실습목표 : 핵의학과의 각 분야 및 실별 주요 업무를 알아본다.

1) 체내검사분야(*In Vivo*)

(1) 영상장비

Gamma Camera, PET-CT

(2) 실별

PET실(센터), 감마카메라실, 갑상샘섭취율실, 진료실, 주사실, 심장(근)부하실, 방사성의약품 저장실, 판독실, 동위원소치료병실 등

2) 체외검사분야(*In Vitro*)

(1) Count장비

Gamma Counter, Beta Counter 등

(2) 실별

계측실, 냉동-냉장보관실, 원심분리실, 검체접수실(채혈실) 등

3) 기타 시설

폐기실, 오염검사실, 방사성 오·폐수 정화조

실 습

1. 핵의학과의 각 분야별 주요 업무는 무엇인가?

2. 핵의학과의 구성 중에 각 실별 업무는 무엇인가?

2. 핵의학 검사장비

실습목표 : 핵의학과의 각 검사 장비들의 현황을 살펴보고, 사용법을 익힌다.

1) Gamma-camera (scintillation camera)

(1) 감마카메라 (Gamma camera)의 외형

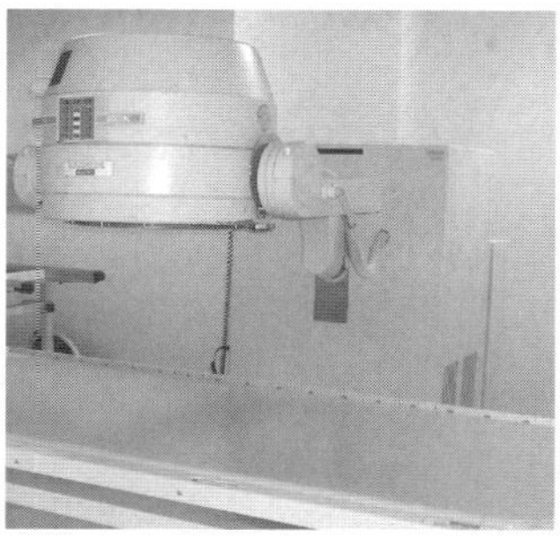

(Single head)

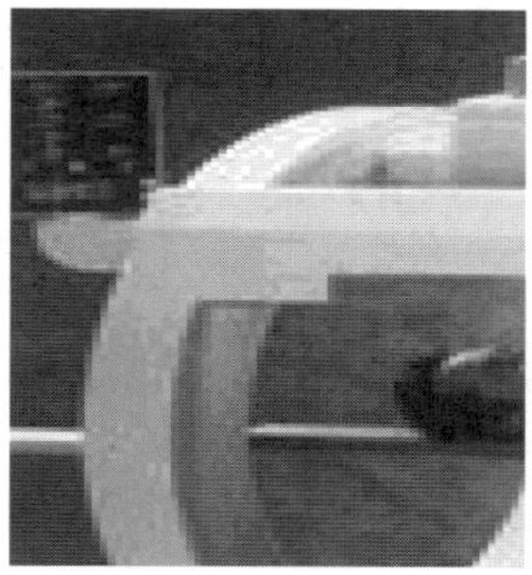

(Dual head)

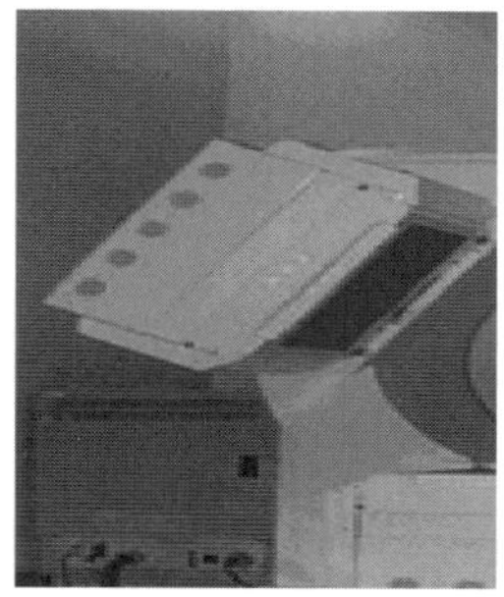

(Triple head)

(2) Collimator의 형태별 종류

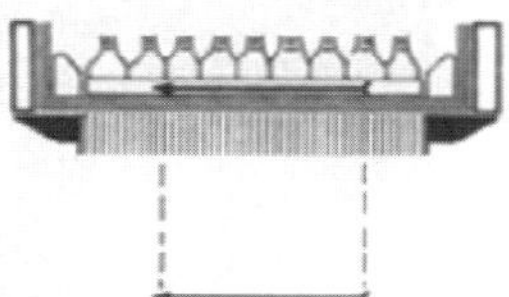

Parallel hole

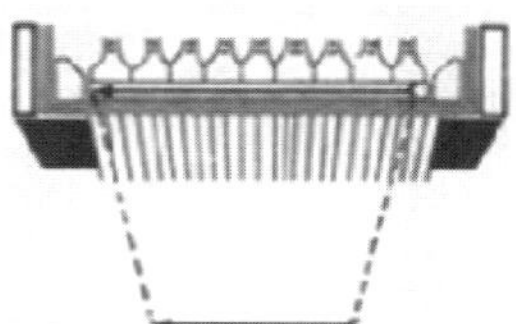

Converging

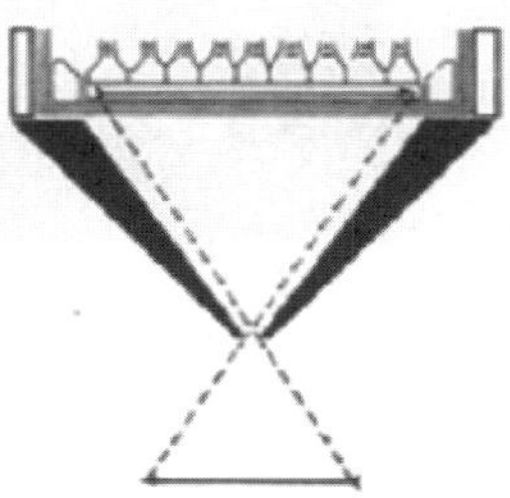

Pinhole

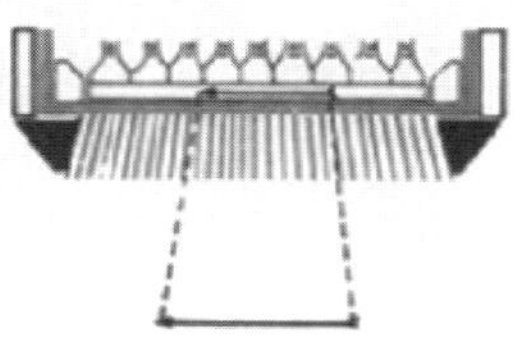

Diverging

(3) P-M tube의 구조

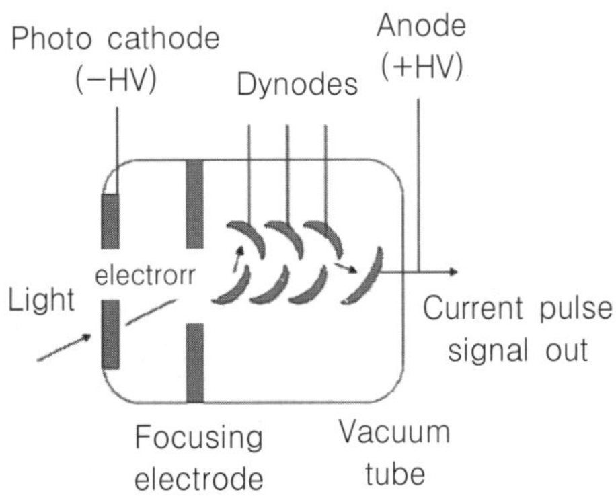

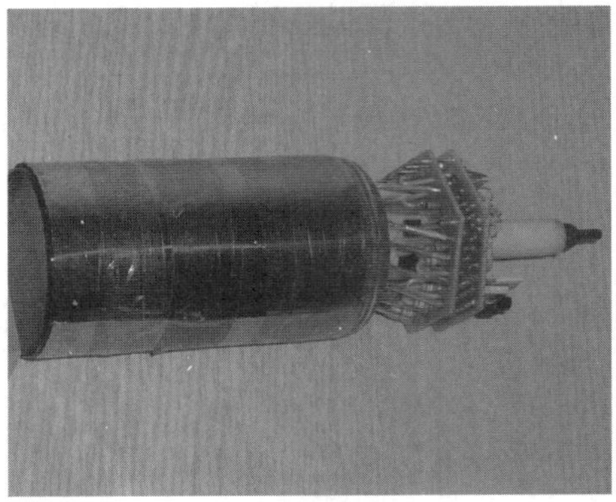

(4) 영상융합용 장치 : SPECT-CT

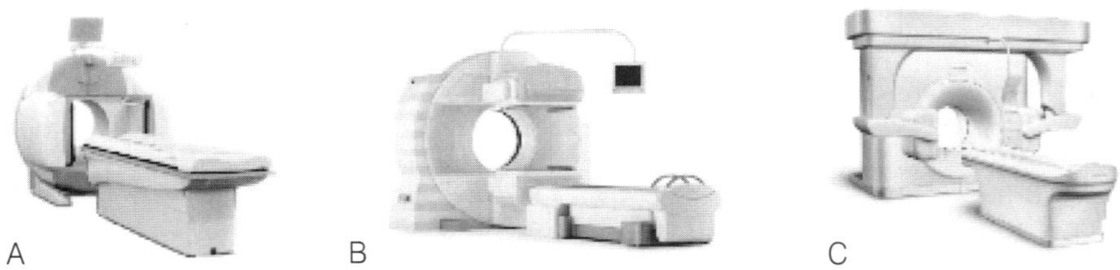

각 Maker 별 SPECT-CT

실 습

1. 감마카메라의 제작회사와 모델명 및 설치년도를 조사한다.

2. 감마카메라의 수는 몇 대이며, 각 장비별 주 검사는 무엇인가?

3. 각 검사별로 사용하는 콜리메터는 무엇인가?

4. 전용 또는 특수한 형태의 감마카메라의 용도를 조사한다.

2) PET(Positron Emission Tomography) and PET-CT

(1) PET and PET-CT의 외형

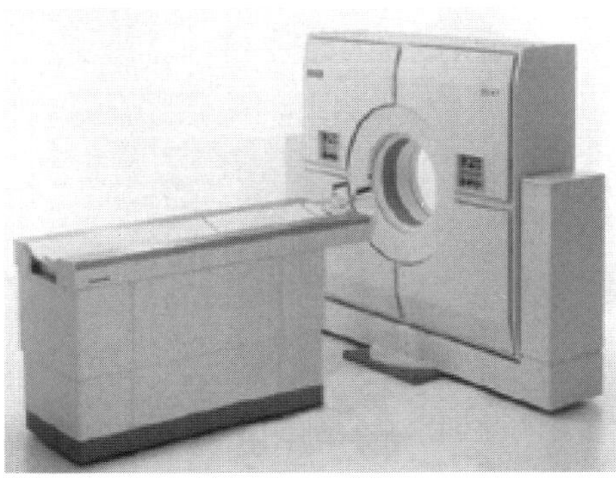

PET Scanner

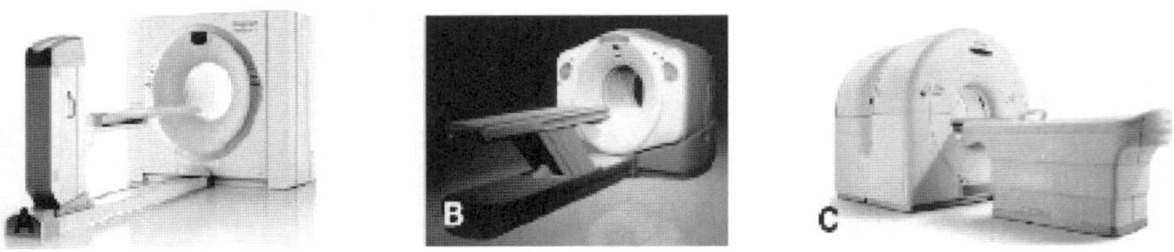

각 Maker 별 PET-CT

(2) 사이클로트론과 자동합성장치

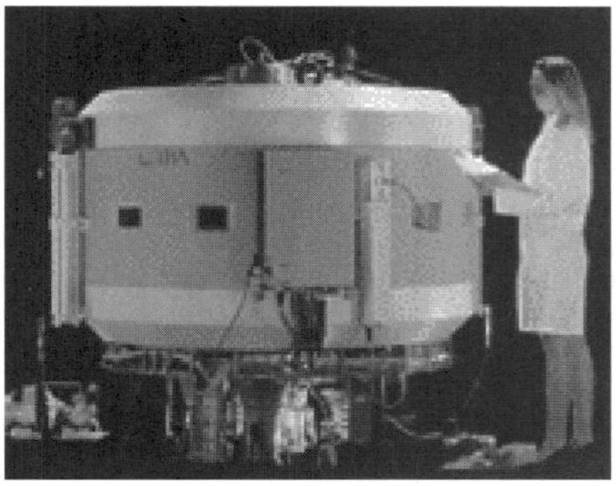

의료용 소형 cyclotron

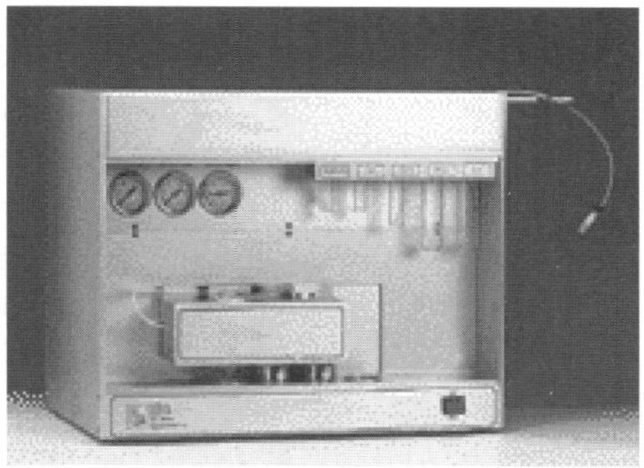

PET용 방사성의약품 자동합성장치

(3) PET 검출기의 형광체와 P-M tube

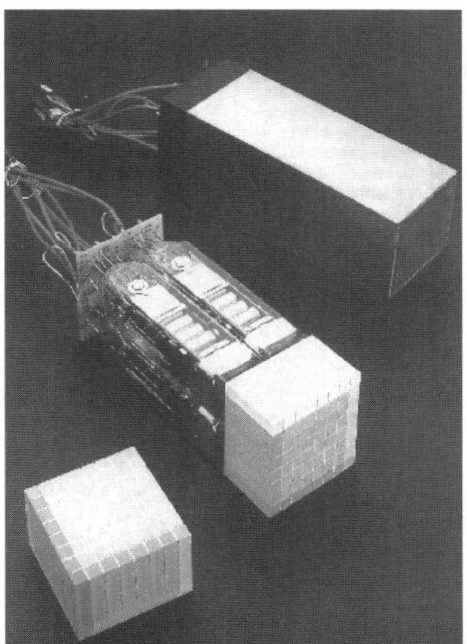

Detector Block

(4) F-18 FDG의 영상

① PET

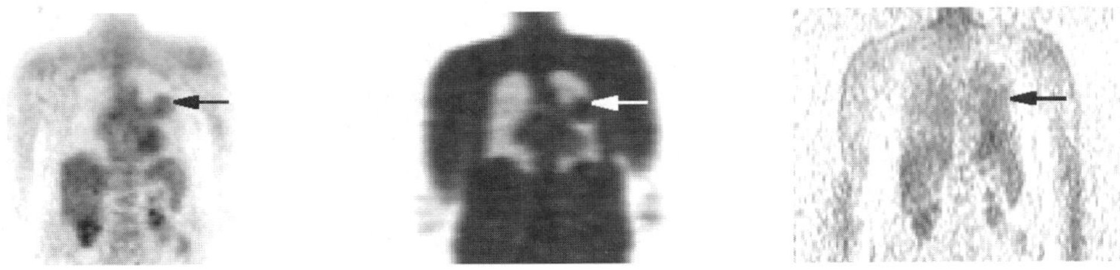

Ge-68 Transmission   Emission

② PET-CT

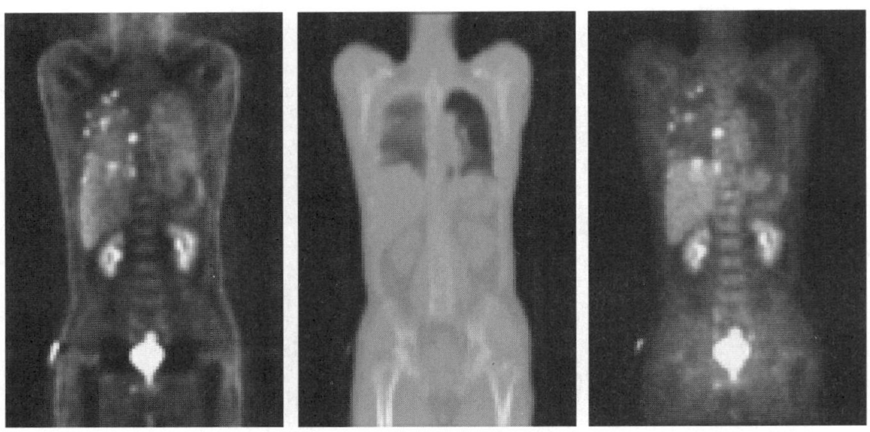

PET   CT   Fusion

실 습

1. PET 또는 PET-CT의 제작회사와 모델명 및 설치년도를 조사한다.

2. PET 또는 PET-CT 각 장비의 형광체는 무엇인가?

3. PET 또는 PET-CT에서 사용되는 감약보정의 방법은 무엇인가?

4. PET 또는 PET-CT 장비를 유지하기 위한 보조장치에 대하여 조사한다.

5. PET 또는 PET-CT의 입력방식은 2D와 3D 중 어느 것인가?
또 2D와 3D는 무엇을 의미하는가?

3) 검사 기기들

(1) 갑상선섭취율 측정장비

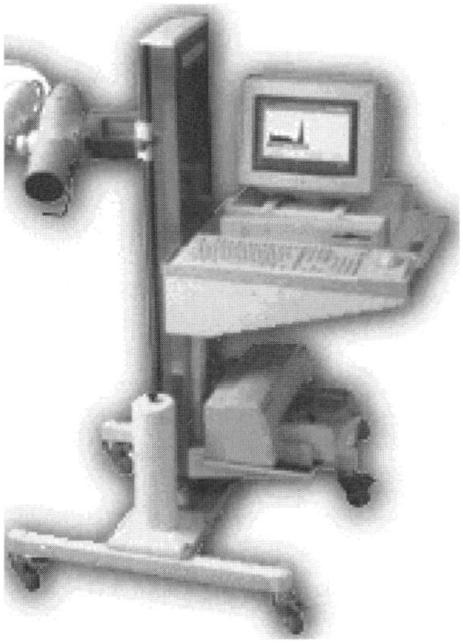

(2) Lung Ventilation(inhalation)scan 장비(Techne Gas Generator)

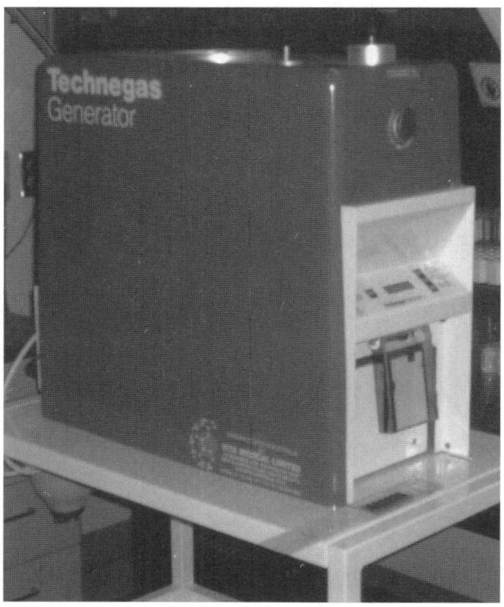

(3) Dose calibrator

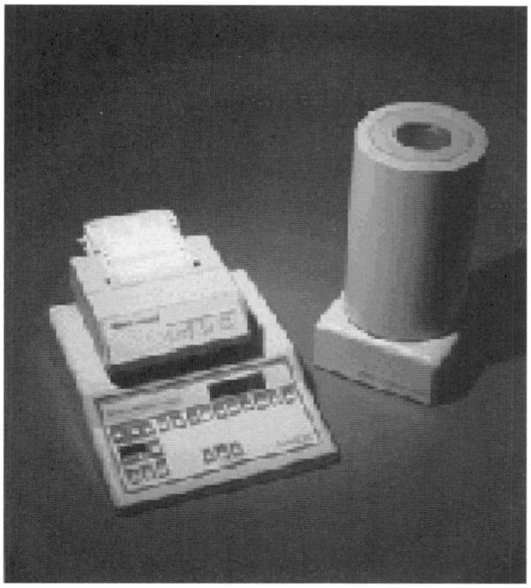

(4) 시료계측장치

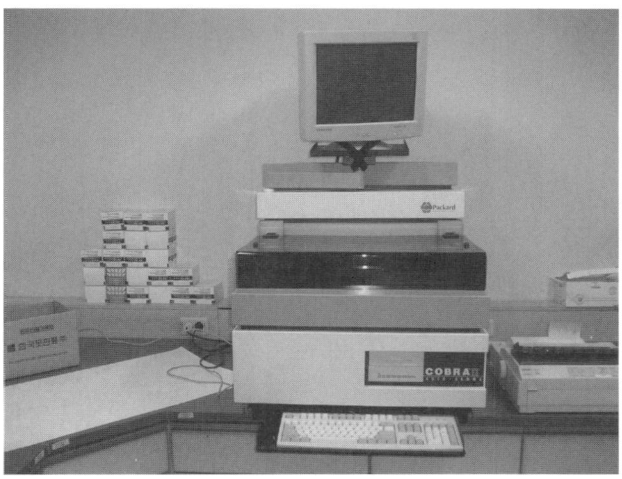

Gamma counter

실 습

1. 상기 (1)~(4) 기기들의 사용 용도를 조사하고, 사용법을 알아본다.

2. 그 밖에 사용되는 기기들을 조사한다.

3. 감마카메라의 성능 관리

실습목표 : 영상장비의 성능관리 의미를 이해하고 각 장비별 특성에 따른 Quality control 방법을 익힌다.

1) 감도균일성(Uniformity) 측정

(1) Intrinsic Test(내인성) : 매일 검사

Point Source ^{99m}Tc(200～400μ Ci)를 이용하여 Collimator 제거하고 FOV (field of view)의 5배 이상의 거리에서 측정

(2) Extrinsic Test(외인성) : 매일 검사

Flood Phantom에 $^{-99m}$Tc(1～10 mCi)을 넣거나, Co-57 sheet Phantom을 사용하여 Collimator를 제거하지 않고 FOV(field of view)에 밀착하여 phantom을 위치한다.

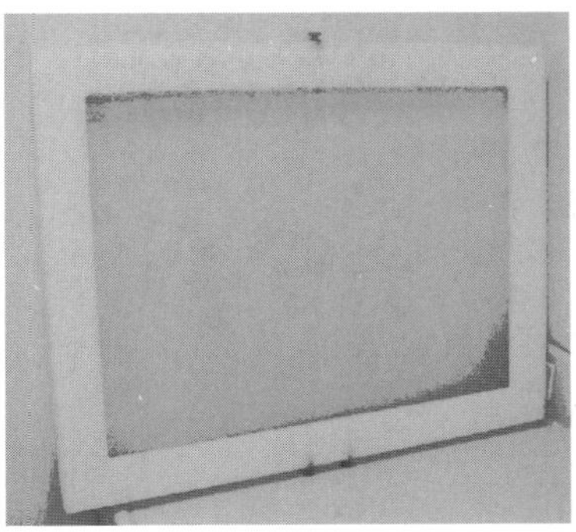

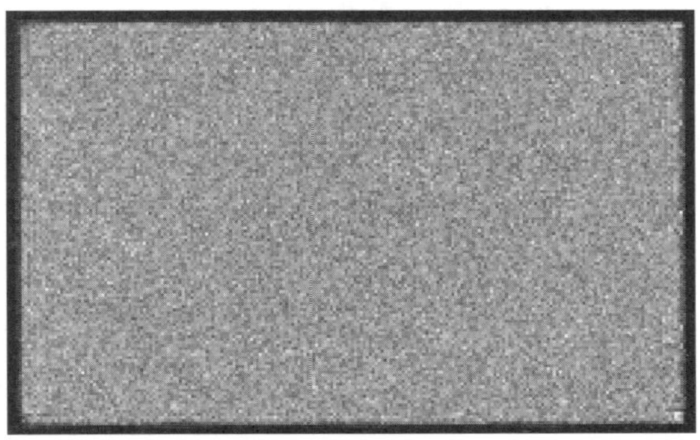

Flood Phantom

2) 공간 분해능(spatial resolution) 측정

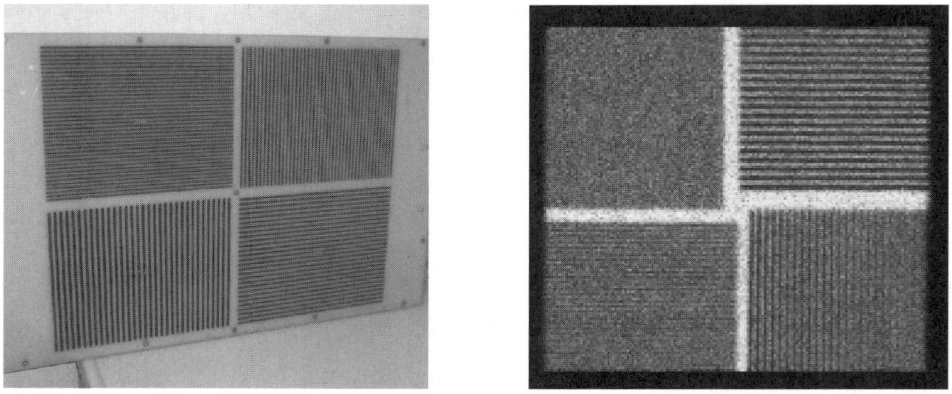

Four quadrant bar phantom

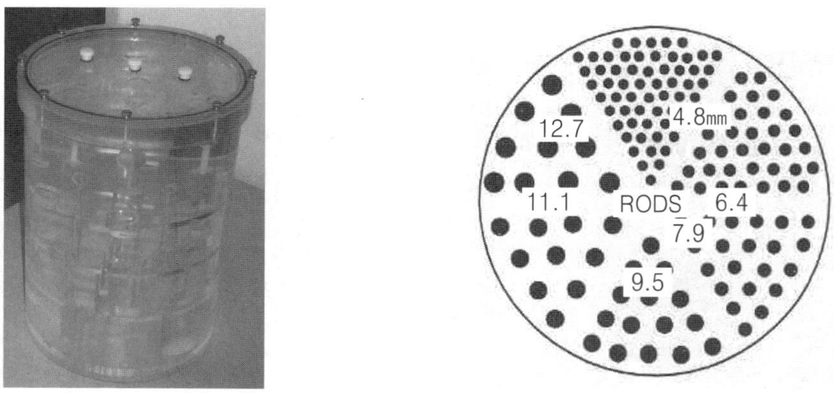

SPECT Phantom

3) 그 밖의 주요 성능관리 항목

- 직선성(Linearity)측정
- 시야감도(sensitivity)
- Center of rotation
- 에너지분해능
- X-Y alignment
- Matrix 및 Pixel size 결정
- 영상획득각도와 Detector 회전각도
- SPECT에서 사용된 Filter와 cut off 및 order

실 습

1. Gamma camera 각 장비별 Q.C 계획을 알아본다.

2. Gamma camera의 Daily Q.C를 어떤 방법으로 하는지 조사한다.

3. Gamma camera의 Uniformity 영상을 확인한다.

4. Nonuniformity 영상을 보고 그 이유를 알아본다.

※ PET, PET-CT 의 성능관리

실습목표 : 각 장비 제조사 및 장비별로 성능관리 방법의 주요 개념을 알아본다.

- 2-bed scan

- Transmission scanning

- Normalization

- CT QC scan

- Attenuation Correction

- Scatter Correction

- Etc

실 습

1. PET, PET-CT에서 장비유지를 위한 Q.C 계획을 알아본다.

2. PET, PET-CT에서 Daily Q.C 방법을 조사한다.

3. PET, PET-CT에서 사용되는 attenuation correction 방법을 알아본다.

4. PET, PET-CT에서 normalization과 sinogram의 영상을 조사한다.

MEMO

Ⅲ. 방사성 의약품의 취득, 사용, 폐기

1. 방사성 의약품의 취득

1) 방사성 의약품의 입고

: 사용기한, 종류 및 표지 방사능량 확인

(1) 방사성 의약품의 보관 및 저장

: 보관 온도, 라벨 표시 및 방사성 의약품 저장실의 피폭방지

2. 방사성 의약품의 사용

1) 방사성 의약품 표지

: 방사성 의약품의 종류별 표지방법과 주의사항을 기록한다(Control box 내에서 작업, 무균조작).

2) ^{99}Mo $^{-99m}$Tc Generator이용

: 용출법, 용출시간 및 간격을 익힌다.

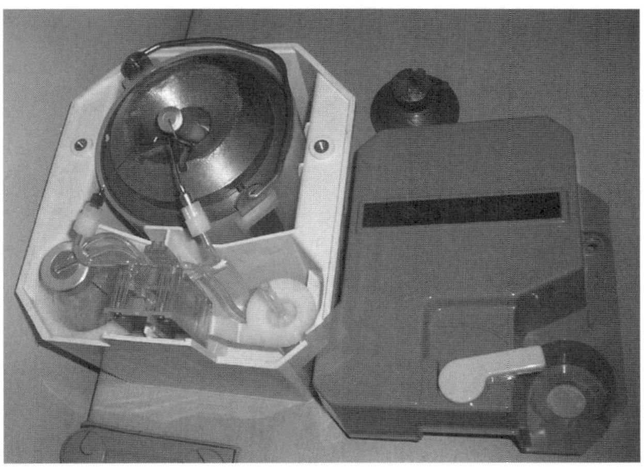

Mo-Tc Generator

3) 검사종류에 따라 준비된 방사성의약품을 dose calibrator로 측정하여 적정량을 주사 또는 투여한다.

3. 방사성 의약품의 방사화학적 순도측정

1) 박층 크로마토그라피(TLC : Thin Layer Chromatography)

용매가 고정상 위로 이동 하는데 물질에 따라 다른 거리를 이동하는 것을 이용하는 크로마토그라피

2) 용매 방법

- 단일 스트립/단일 용매법(single strip/single solvent methode)
  - 0.9% NaCl 또는 아세톤
  - Gelman ITLC-SG paper(Instant Thin Layer Chromatography Silica Gel) or 직접 paper
- 이중스트립/이중 용매법(Two strip/Two solvent Method) or 직접 paper
  - 0.9% NaCl, 메틸 에틸 케톤, 아세톤
  - Gelman ITLC-SG paper(Instant Thin Layer Chromatography Silica Gel)

3) 방사화학적 순도

= (원점의 방사능량/원점과 용매선부위의 방사능량) ×100%

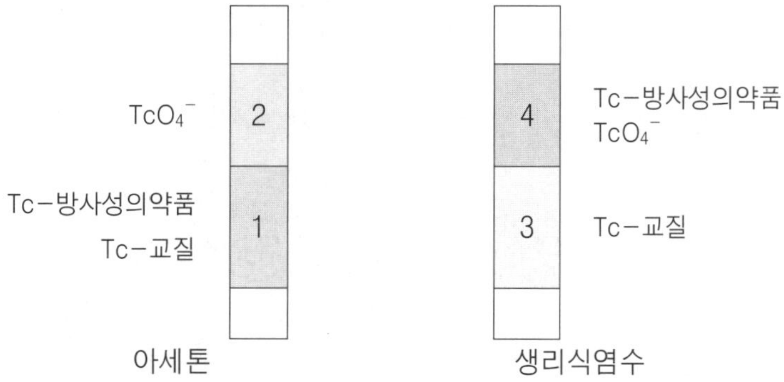

2가지의 크로마토그래피를 이용한 방사화학적 순도 결정법

4. 방사성 의약품의 폐기

1) 방사성 폐기물의 발생

: 검사에 사용된 방사성의약품이 묻은 주사기등의 비품은 분리수거 된다.

2) 폐기물의 처리 및 보관

: 방사성동위원소의 종류별로 반감기에 따라 저장기간을 정하여 보관된다.

3) 방사성 폐기물의 처분

: 충분한 반감기가 지난 후 종류별로 자체적으로 처분되거나 구입경로에 따라 폐기된다.

4) 배수 및 배기시설

: 방사성액체는 방사성동위원소 전용 정화조에서 배수허용기준치로 되기까지 감쇠되며, 기체는 전용 filter에서 걸러진다.

5. 방사성 피폭감시 장치 및 방어기구의 사용

- 방사성 작업종사자의 방사선 장해검사(혈액검사 등)를 매년 시행한다.
- Survey meter로 방사선오염 감시를 하며, TLD 등으로 개인방사선 피폭을 감시한다.

실 습

1. 방사성 의약품의 구입절차를 알아본다.

2. 저장 및 폐기에서의 주의사항이 무엇인지 조사한다.

3. 방사선 선량측정기의 종류와 사용방법을 익힌다.

4. 방사성동위원소 전용 정화조 및 치료병실이 있다면 견학한다.

Ⅳ. 핵의학 검사 실습

실습목표 : 주요 검사의 방법과 주의사항, 전처치 등을 익힌다.

※ 작성 시 아래사항을 유의하여 기록한다.

1. 실습검사명
2. 검사장비명
3. 검사목적
4. 방사성의약품 투여량 및 투여방법
5. 전처치
6. 검사방법
7. 결과출력형태(필요시 영상을 출력하여 첨부)
8. 담당방사선사 의견 및 확인.

※ 주요 검사

<table>
<tr><td>Brain perfusion SPECT
Cisternography</td><td rowspan="2">Salivary scintigraphy
Gastric emptying time(GET)
G-I bleeding scan
Hepatobiliary scintigraphy
Hemagioma(RBC-Liver) SPECT</td></tr>
<tr><td>Thyroid uptake test & scan
Parathyroid scan</td></tr>
<tr><td>Myocardial perfusion SPECT
Gated blood pool study
Venogram</td><td>Renogram
Diuretic Renogram
DMSA scan</td></tr>
<tr><td>Lung perfusion scan
& ventillation scan</td><td rowspan="2">^{67}Ga-citrate scan
^{131}I - whole body scan
PET scan</td></tr>
<tr><td>Whole body bone scan
& 3-phase bone scan</td></tr>
<tr><td>Lympho scintigraphy</td><td>^{131}I을 이용한 갑상선암 또는 항진증의 치료</td></tr>
</table>

1. 중추신경계 검사

1) Brain perfusion SPECT

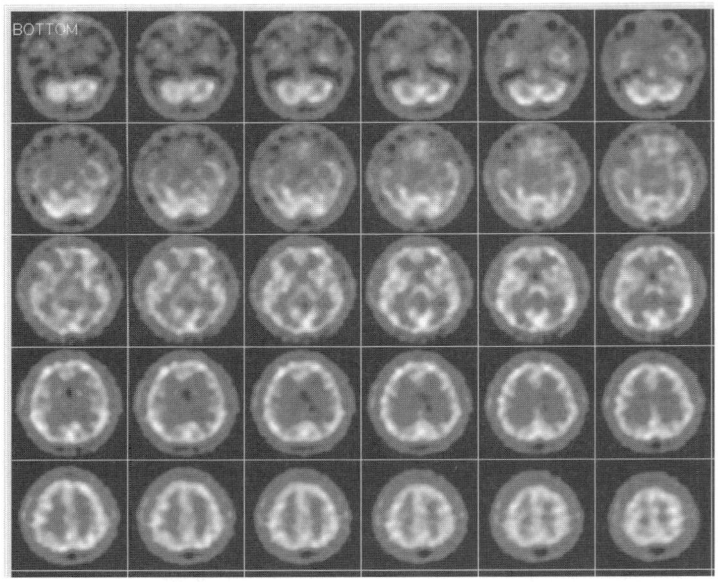

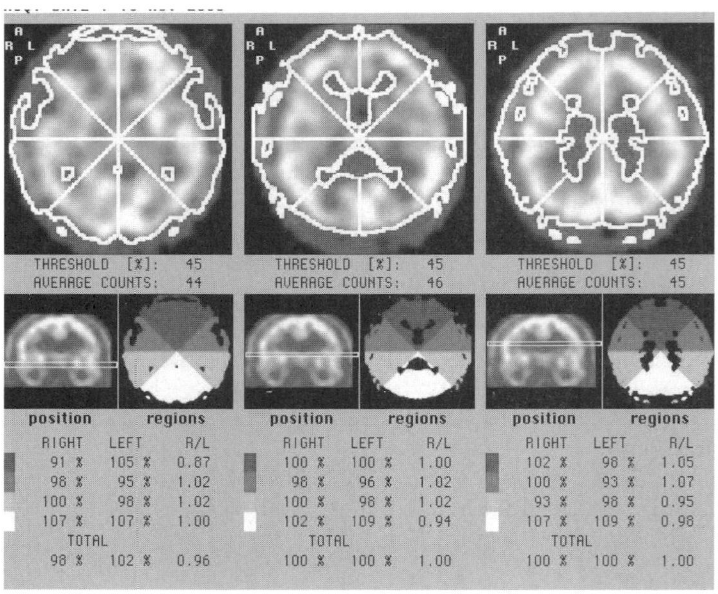

(1) 실습검사명

뇌혈류 SPECT

(2) 검사 장비명

( ) head Gamma camera / ( ) collimator

(3) 검사목적

(4) 방사성의약품 투여량 및 투여방법

^{99m}Tc-HMPAO 또는 ECD ^{20m}Ci 정맥주사

(5) 전처치

(6) 검사방법

(7) 결과출력형태(Processing)

Transverse, Coronal, Sagittal View, 감약보정 및 정량분석 영상 PACS 전송

(8) 담당방사선사 의견 및 확인

실 습

1. Brain perfusion SPECT영상의 획득 후 영상재구성에 이용되는 filter와 다른 조건들은 무엇인가?

2. ^{99m}Tc과 HMPAO, ECD의 표지방법의 차이점은 무엇인가?

2) Cisternography

2Hrs	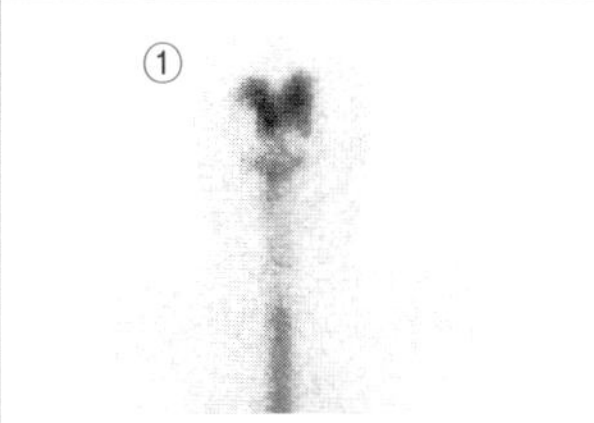	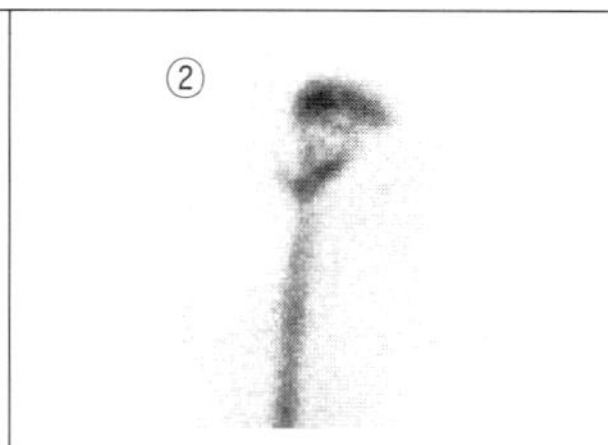	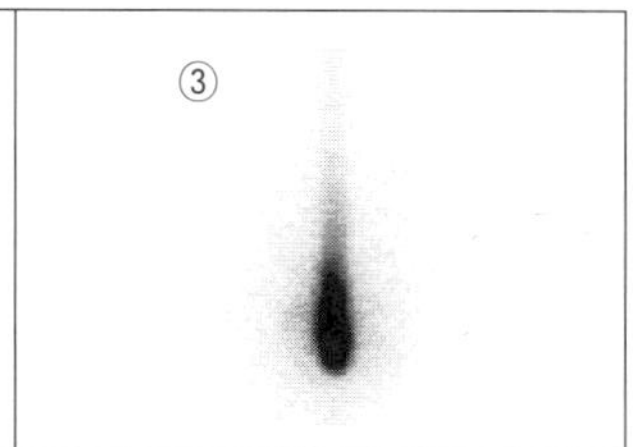
	Ant	Rt Lat	Alxdomen
6Hrs	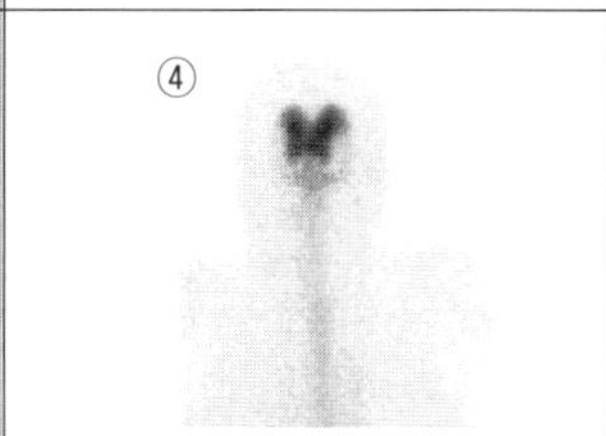	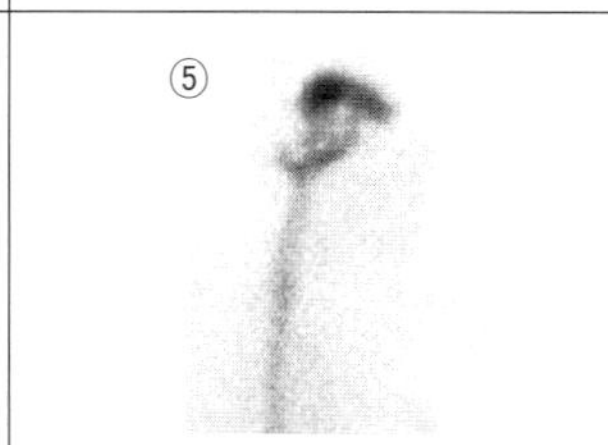	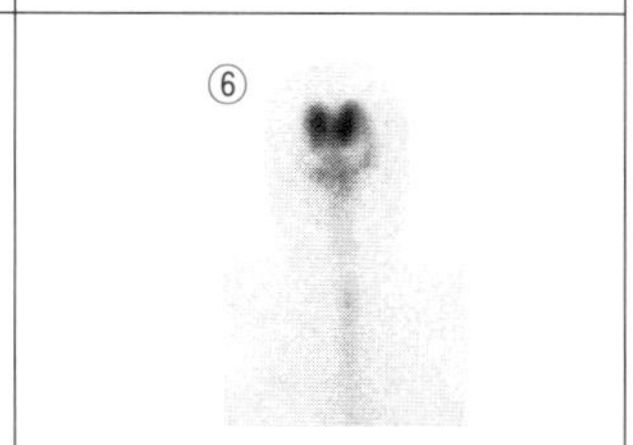
	Ant	Rt Lat	Ant
24 Hrs	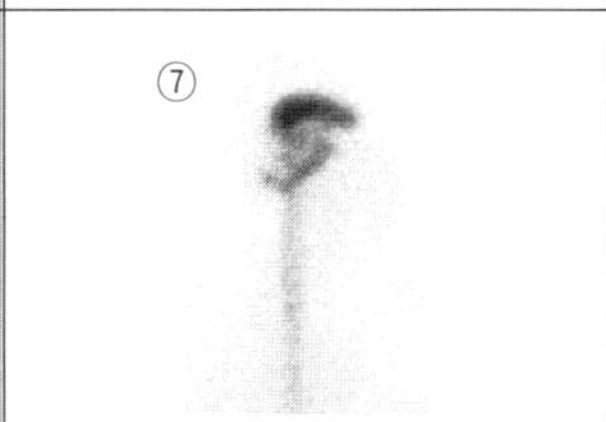	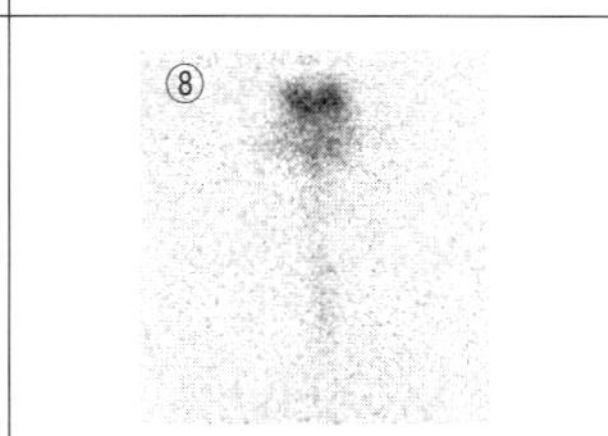	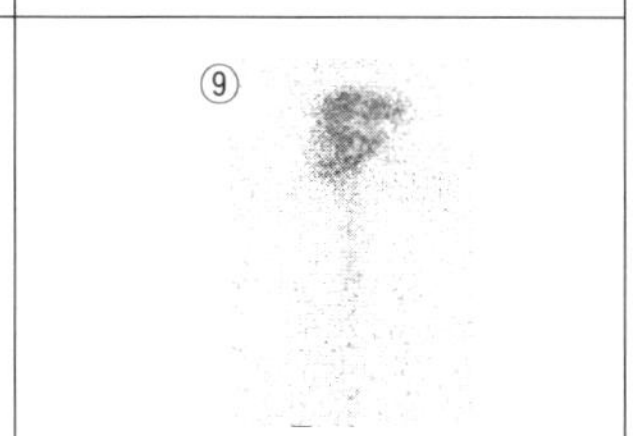
	Rt Lat	Ant	Rt Lat

(1) 실습검사명 : 뇌조 Scan

(2) 검사 장비명 : Gamma camera / LEAP collimator

(3) 검사목적

(4) 방사성의약품 투여량 및 투여방법

^{111}In-DTPA 또는 ^{99m}Tc-DTPA(1 mg 이하) ^{3m}Ci 요추천자

(5) 전처치

(6) 검사방법

(7) 결과출력형태(Processing)

2, 4, 24hr. ANT, Both Lat. 영상 PACS 전송

(8) 담당방사선사 의견 및 확인

실 습

1. 검사 전 준비물은 무엇인가?

3) Shuntography

단락, 저장고 확인

4) Brain scintigraphy

BBB와 방사성 핵종의 뇌 집적 기전

2. 내분비계 검사

1) Thyroid uptake test

(1) 실습 검사명 : 갑상선 섭취율 TEST

(2) 검사 장비명 : Thyroid uptake system

(3) 검사목적

(4) 방사성의약품 투여량 및 투여방법 : ^{131}I- ______uci 경구투여

(5) 전처치 : 복용 금지 식품(옥소함유 식품 섭취 금지)

(6) 검사방법: 2, 4, 24 hr 섭취율 check

(7) 결과출력형태

섭취율 결과표

(8) 담당방사선사 의견 및 확인

실 습

1. 검사 전 복용 금지 식품은 무엇인가?

2) Thyroid scan

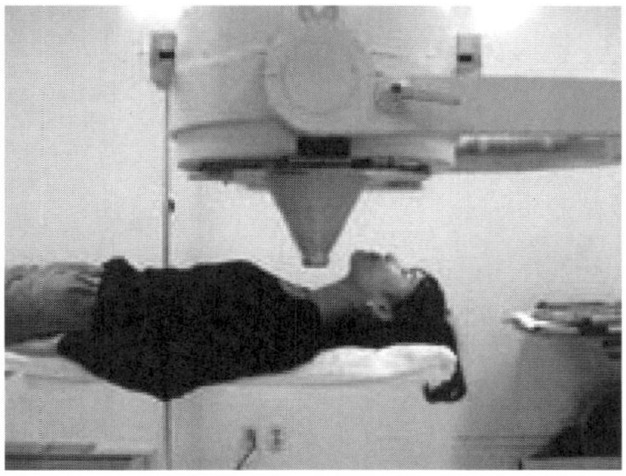

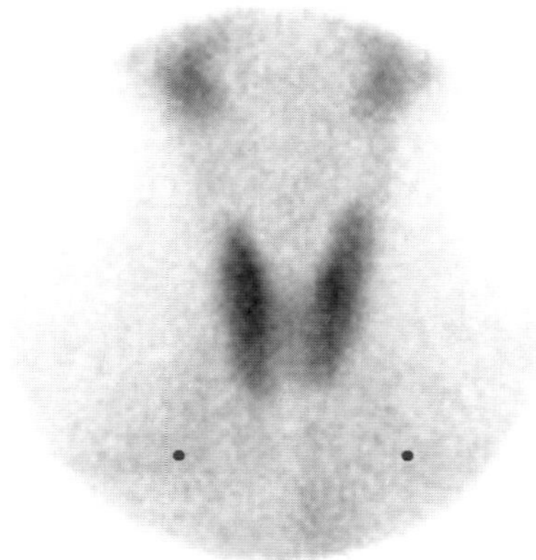

(1) 실습검사명 : 갑상선 Scan

(2) 검사 장비명 : Gamma camera / Pinhole collimator

(3) 검사목적

(4) 방사성의약품 투여량 및 투여방법 :

$^{99m}TcO_4$ ——mCi 정맥주사

^{131}I ——mCi 경구투여

^{123}I ——mCi 정맥주사

(5) 전처치

옥소함유 식품 섭취 금지(병원에 따라 / 핵종에 따라 틀림)

(6) 검사방법

(7) 결과출력형태(Processing)

(8) 담당방사선사 의견 및 확인

실 습

1. Pinhole collimator를 사용하는 이유는 무엇인가?

2. 갑상선크기를 재는 방법은 무엇인가?

3) Parathyroid scan

^{99m}Tc−MIBI Parathyroid scan

(1) 실습검사명 : 부갑상선 Scan

(2) 검사 장비명 : Gamma camera / ____________ collimator

(3) 검사목적 :

(4) 방사성의약품 투여량 및 투여방법 :

^{99m}Tc−MIBI __________ mCi 정맥주사

^{201}Tl/^{99m}TcO_4 __________ / __________ mCi 정맥주사

(5) 전처치

(6) 검사방법

^{99m}Tc−MIBI or 감영(subtraction)

(7) 결과출력형태(processing)

(8) 담당방사선사 의견 및 확인

4) Adrenal scan - ^{131}I-MIBG ^{1m}Ci IV, Iugol solution 투여

실 습

1. Parathyroid scan에서 ^{99m}Tc−MIBI와 감영방법의 차이는 무엇인가?

2. ^{131}I−MIBG를 이용한 Adrenal scan의 방법을 조사한다.

3. 순환기계 검사

1) Myocardial perfusion SPECT

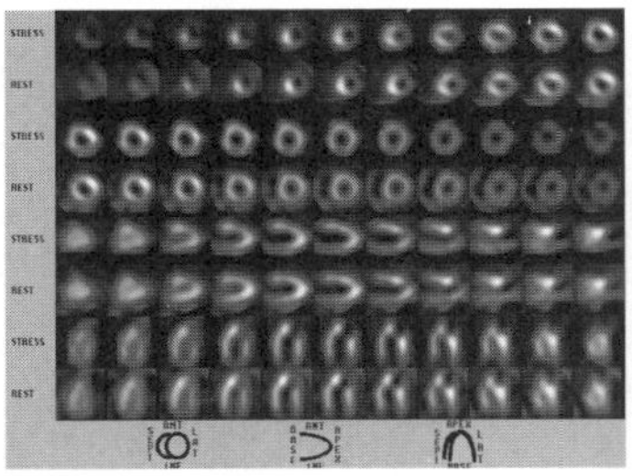

심근단층영상

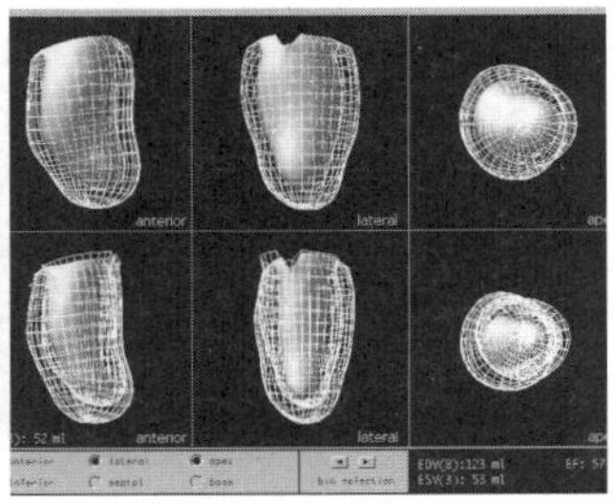

Gated EF

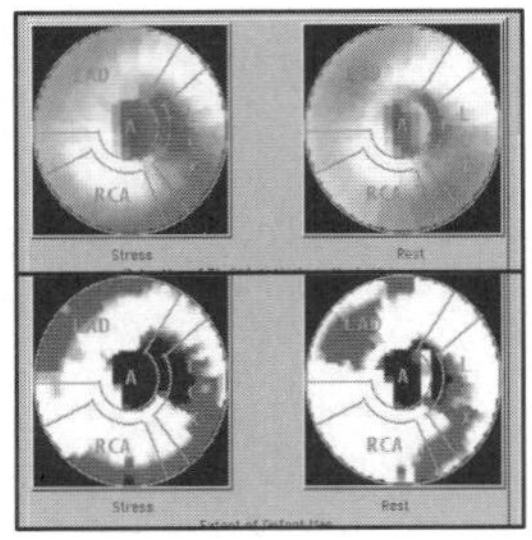

Polar map

(1) 실습검사명

심근관류SPECT

(2) 검사 장비명 :

________ Gamma camera / ______________ collimator

(3) 검사목적 :

심근경색, 협심증, ____________ , ____________ , ____________

(4) 방사성의약품 투여량 및 투여방법 :

^{99m}Tc-MIBI(or Myoview) _______ / _______ ^{m}Ci 정맥주사

^{201}Tl _______ ^{m}Ci 정맥주사

^{201}Tl /^{99m}Tc-MIBI(or Myoview) _______ /_______ ^{m}Ci 정맥주사

(5) 전처치 :

(6) 검사방법

(7) 결과출력형태(processing)

(8) 담당방사선사 의견 및 확인

실 습

1. ^{99m}Tc-MIBI와 Tl-201 방법의 차이는 무엇인가?

2. 심근부하방법에 대하여 조사한다.

3. 심근 SPECT에서 Gating 을 하는 이유는 무엇인가?

4. 극성지도(Polar map)는 무엇을 의미하는가?

2) Gated blood pool study

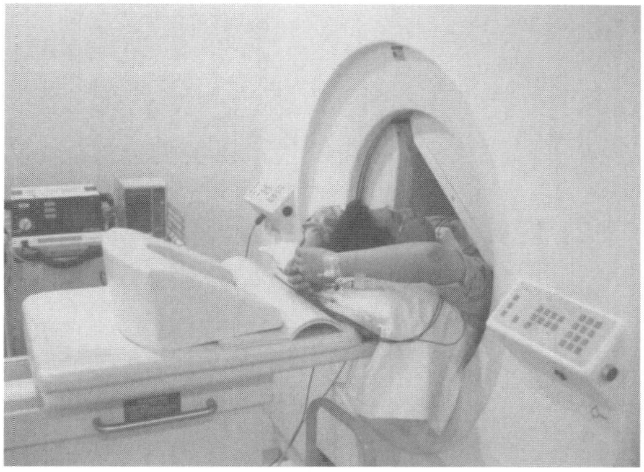

(1) 실습검사명

게이트 혈액풀 Scan

(2) 검사 장비명

Gamma camera / ____________ collimator

(3) 검사목적

(4) 방사성의약품 투여량 및 투여방법

^{99m}Tc-pyp or RBC _______ mCi 정맥주사

(5) 전처치

(6) 검사방법 : ANT, LAO 30~45도, LAO 75도

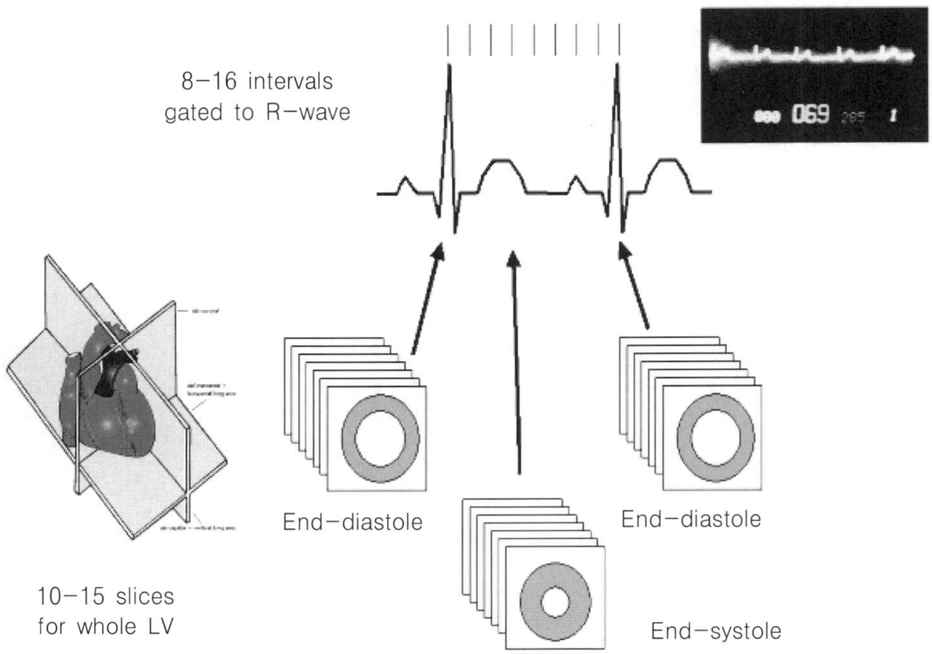

(7) 결과출력형태(processing)

(8) 담당방사선사 의견 및 확인

실 습

1. Gated blood pool study를 하기 위해 필요한 기기를 모두 조사한다.

2. 각각의 View에서 잘 보이는 심장의 부위는 어디인가?

3) Venogram

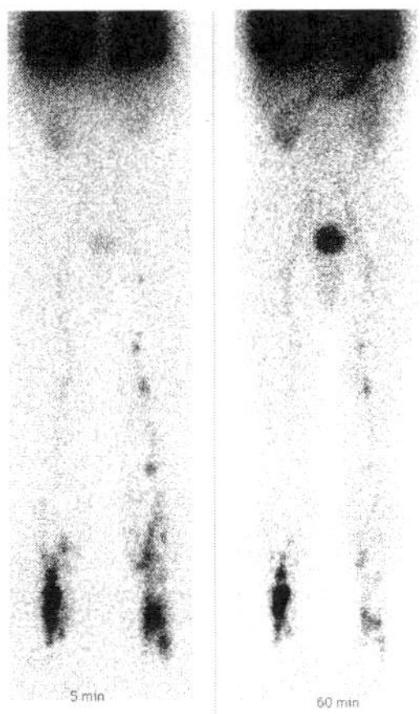

하지(IVC) Venogram

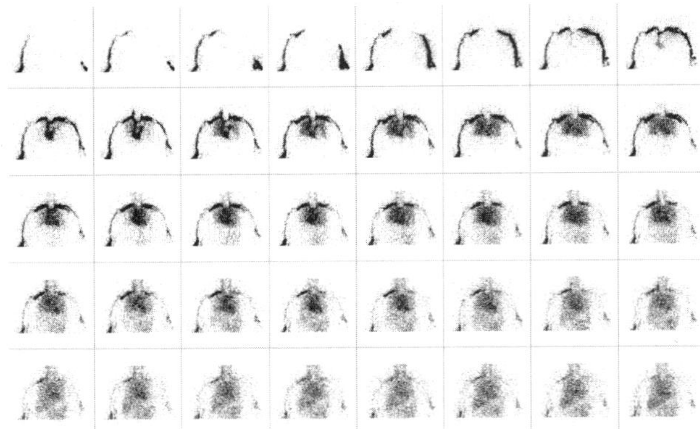

상지(SVC) Venogram

(1) 실습 검사명 : 하지(IVC) Venogram, 상지(SVC) Venogram

(2) 검사 장비명 : Gamma camera / LEAP collimator

(3) 검사목적

(4) 방사성의약품 투여량 및 투여방법

하지(IVC) Venogram : _______ mCi 순간주사(Bolus Injection)

상지(SVC) Venogram : _______ mCi 순간주사(Bolus Injection)

(5) 전처치

(6) 검사방법

(7) 결과출력형태(processing)

(8) 담당방사선사 의견 및 확인

실 습

1. 하지(IVC)와 상지(SVC) Venogram의 방사성의약품이 다른 이유는?

4) First pass study(single pass)

(1) Qp/Qs는 무엇을 의미하는가?

(2) R-L shunt와 L-R shunt의 차이는 무엇인가?

(3) 방사성의약품 주사 시에 주의사항은 무엇인가?

(4) 입력 형태는 무엇인가?

5) Myocardial infarction scan

(1) 방사성의약품 ^{99m}Tc−PYP 사용

(2) 심근 경색부위에만 섭취

4. 호흡기계 검사

1) Lung perfusion scan

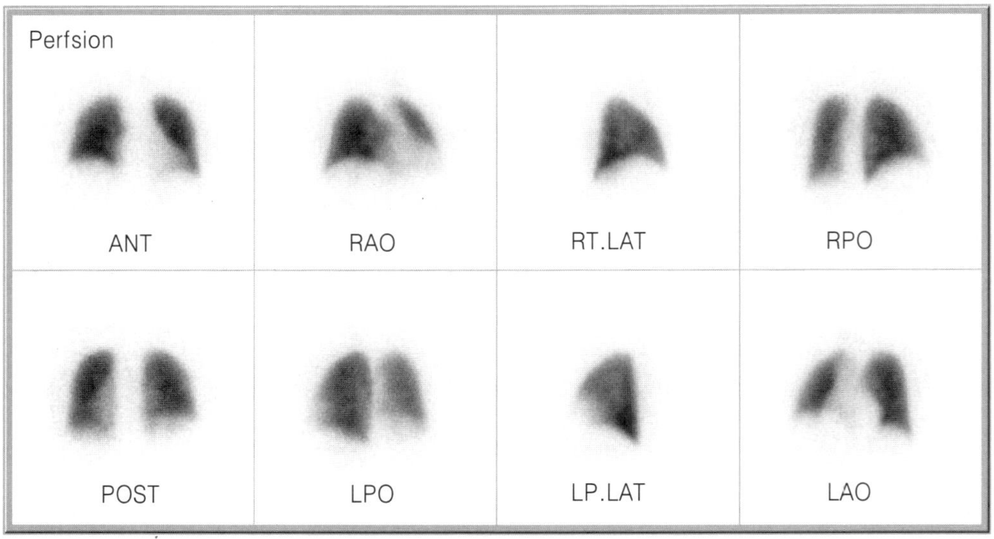

(1) 실습 검사명 : 폐관류 scan

(2) 검사 장비명 : Gamma camera / LEHR collimator

(3) 검사목적

(4) 방사성의약품 투여량 및 투여방법

^{99m}Tc-MAA _______ mCi 정맥주사

(5) 전처치

(6) 검사방법

(7) 결과출력형태(processing) :

(8) 담당방사선사 의견 및 확인

실 습

1. 집적기전인 모세혈관차단을 설명하시오.

2. ^{99m}Tc-MAA 투여 시 주의사항은 무엇인가?

2) Lung ventillation scan

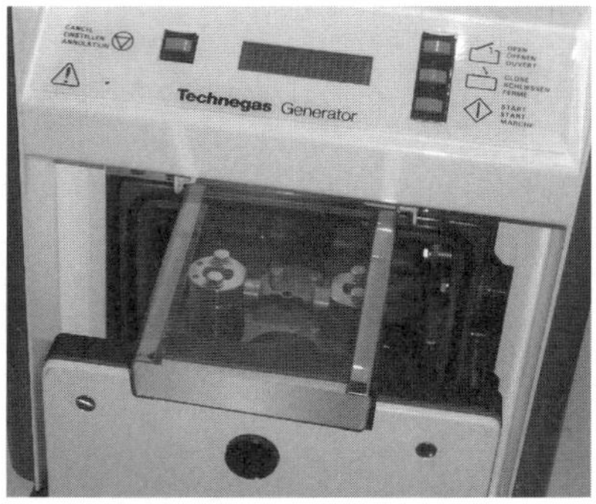

Technegas Generator의 내부모습

(1) 현재 실습병원에서 시행하고 있는 Lung ventillation scan은 Xe-133 gas, Technegas, Aerosol 중 무엇인지 알아보고, 그 방법을 기술한다.

(2) 검사목적은 무엇인가?

(3) 시행하고 있는 Lung ventilation scan의 장 · 단점을 알아본다.

5. 소화기계 검사

1) Salivary scintigraphy

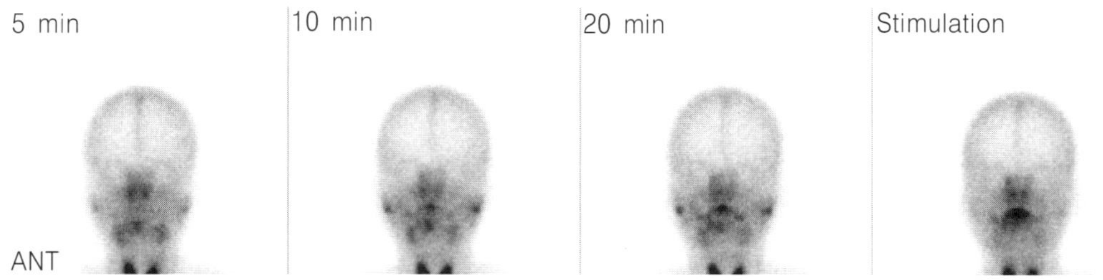

(1) 실습검사명 : 침샘 scan

(2) 검사 장비명 : Gamma camera

(3) 검사목적

(4) 방사성의약품 투여량 및 투여방법

$^{99m}TcO_4$ ______ mCi 정맥주사

레몬쥬스 or 신맛 나는 가루

(5) 전처치 : ______ NPO ______ hr

(6) 검사방법 : Static or Dynamic

(7) 결과출력형태(Processing)

(8) 담당방사선사 의견 및 확인

실 습

1. 레몬쥬스를 투여하는 시기는 언제인가?

2. Static법과 Dynamic법의 차이점을 설명한다.

2) Gastric emptying time(GET)

(1) 실습검사명 : 위배출능(시간) – 고형식or 유동식

(2) 검사 장비명 : Gamma camera

(3) 검사목적

(4) 방사성의약품 투여량 및 투여방법

- **고형식**

- **유동식**

(5) 전처치 : ______ NPO ______ hr

(6) 검사방법 : 2시간 동안 ANT, POST 영상 얻음.

(7)결과출력형태 (Processing) :

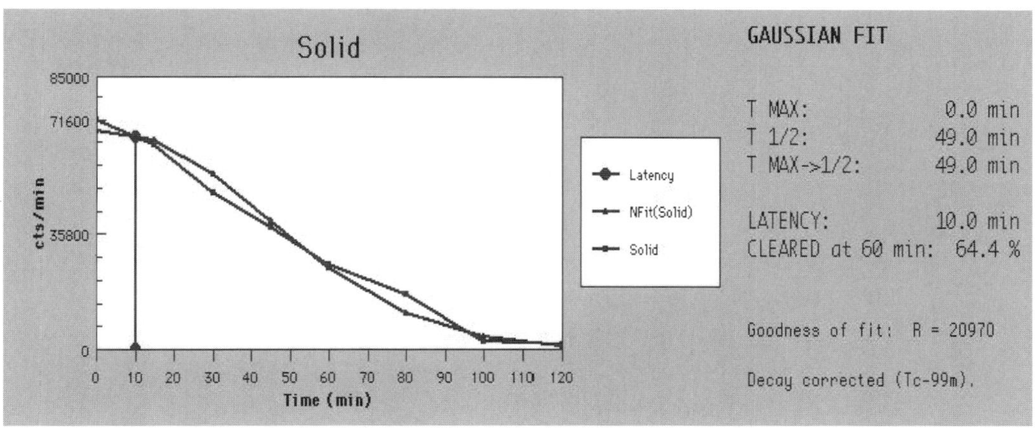

(8) 담당방사선사 의견 및 확인

실 습

1. 검사식으로 사용되는 것은 무엇인가?

2. ANT와 POST 로 영상을 입력하는 이유는 무엇인가?

3. 결과출력시 위(stomach)의 ROI를 그려본다.

3) Hepatobiliary scintigraphy

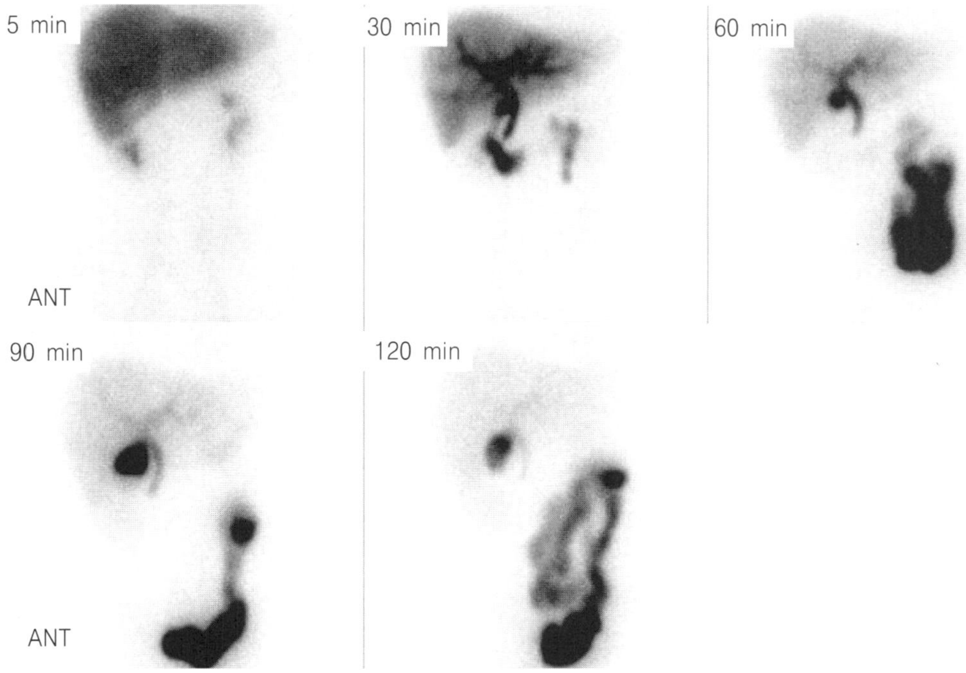

(1) 실습검사명 : 간담도 scan

(2) 검사 장비명 : Gamma camera

(3) 검사목적 : 담도폐쇄

(4) 방사성의약품 투여량 및 투여방법

^{99m}Tc-DISIDA, Mebrofenin

(5) 전처치 : ______ NPO ______ hr

(6) 검사방법 : ANT, POST, Rt.Lat. 영상 얻음.

(7) 결과출력형태(Processing)

(8) 담당방사선사 의견 및 확인

실 습

1. 지방식으로 무엇을 준비하였나?

2. 지방식이 필요한 때는 언제인가?

3. GB. EF를 구하는 방법을 알아본다.

4) G-I bleeding scan

- 소화관내 출혈 부위를 확인한다.

5) Hemagioma(RBC-Liver) SPECT

- 혈관종의 유무를 확인한다.

6) Meckel's diverticulum scan

- 이소성 위점막으로 인한 출혈부위를 확인한다.

7) Stomach-esophagus reflux study

- 위 - 식도의 역류 유무 및 폐(Lung)내로 흡인 여부를 확인한다.

8) Esophageal transit time

- 식도(esophagus)와 위(stomach)검사에서 각 부위별 ROI 설정하여 통과 시간을 측정한다.

실 습

1. 현재 실습병원에서 시행하고 있는 RBC 표지법을 알아본다.

2. G-I bleeding scan과 Meckel's diverticulum scan의 차이점은 무엇인가?

3. Meckel's diverticulum scan에서 어린이의 주요 대상질병은 무엇인가?

4. Esophageal transit time에서 각 부위별 정상통과시간을 알아보고, 검사결과와 비교해 본다.

6. 비뇨기계 검사

1) Renogram

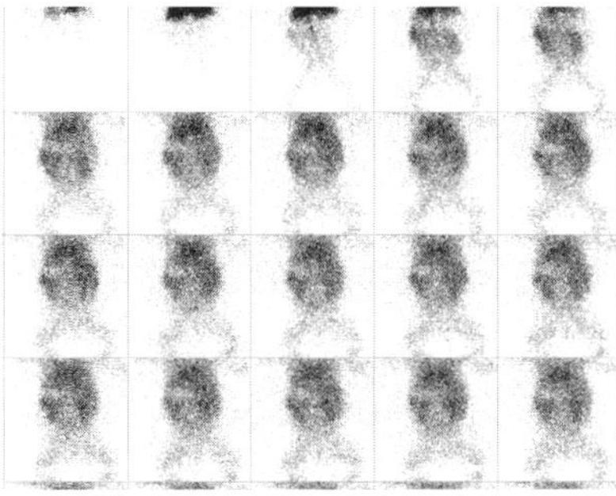

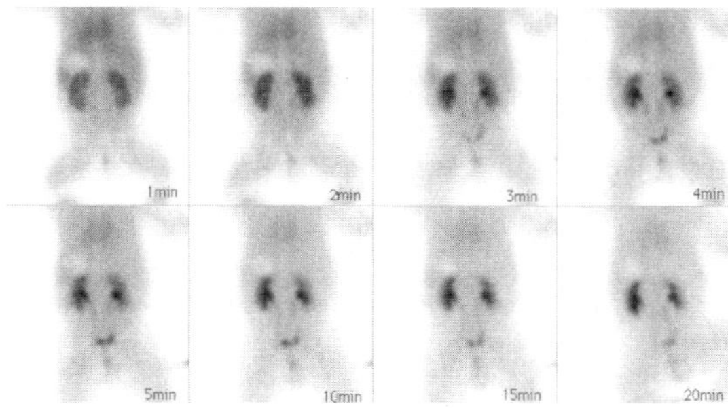

(1) 실습검사명 : 동적콩팥 scan

(2) 검사 장비명 : Gamma camera

(3) 검사목적

(4) 방사성의약품 투여량 및 투여방법 :

^{99m}Tc-DTPA, MAG3 _______ ^{m}Ci 순간주사

(5) 전처치 : 수분섭취 _______ ml

(6) 검사방법 : POST영상

(7) 결과출력형태(Processing)

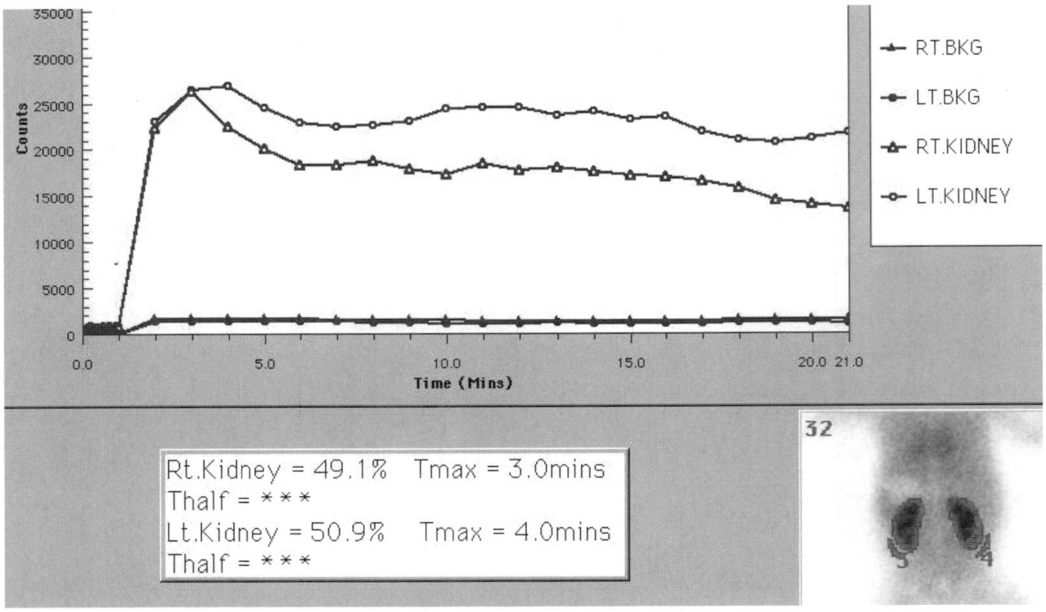

(8) 담당방사선사 의견 및 확인

2) Diuretic Renogram

- 요로폐쇄 유무를 확인하기 위해서 이뇨제(Lasix) 사용한다.

3) Testicular scan

- 급성 염전 및 부고환염의 구별을 위하여 시행한다.

4) 기타 비뇨 생식기계 검사

- 실습 병원에서 시행하는 비뇨기 특수 검사법이 있는지 알아본다.

실 습

1. 실습병원의 Cistography 직접법을 알아본다.

2. 급성 염전 및 부고환염의 구별 방법을 배운다.

7. 골격계 검사

1) Whole body bone scan

(1) 실습검사명 : Bone scan

(2) 검사 장비명 : Dual Head Gamma camera

(3) 검사목적

(4) 방사성의약품 투여량 및 투여방법

^{99m}Tc-HDP, MDP ________ mCi 정맥주사

(5) 전처치 : 수분섭취, 배뇨, 금속물질 제거, 소변오염 방지

(6) 검사방법 : 주사 후 2hr 이후부터 영상을 얻는다.

(7) 결과출력형태(Processing)

(8) 담당방사선사 의견 및 확인

실 습

1. 실습 병원의 전신 bone scan의 Scan speed는 얼마인가?

2. 전신 bone scan의 Artifact를 알아본다.

3. 방사성의약품 주사 후 3시간 영상과 6시간 영상의 차이는 무엇인가?

4. 3-phase bone scan의 대상 질환은 무엇인가?

2) 3-phase bone scan

- 골격의 염증성 질환 유무를 확인. 주사와 동시에 의심부위의 동맥 영상과 혈액풀 영상을 얻고 2시간 이후에 bone scan을 한다.

3) 골밀도(BMD)검사

- 골밀도 장비가 설치되어 있는 경우 사용법을 알아본다.

8. 조혈기관 검사

1) Lympho scintigraphy

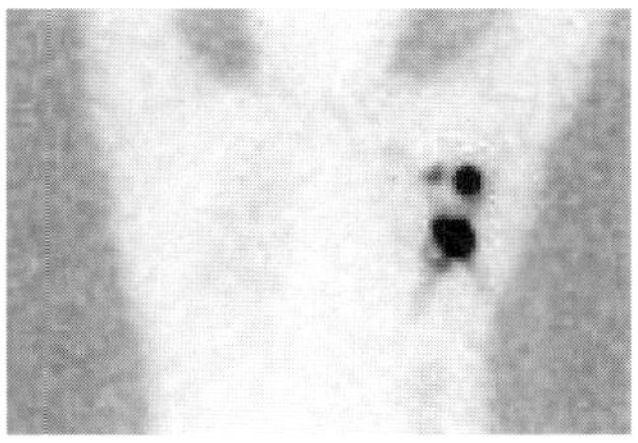

Sentinel lympho scintigraphy

(1) 실습검사명 : 림프선 scan(하지, 상지, 전초림프절)

(2) 검사 장비명 : ______________ Gamma camera

(3) 검사목적

- **하지 림프선 scan :**

- **상지 림프선 scan :**

- **전초림프절 림프선 scan :**

(4) 방사성의약품 투여량 및 투여방법 :

^{99m}Tc- __________ mCi 피하 주사

(5) 전처치

(6) 검사방법 : 무균조작

(7) 결과출력형태(Processing)

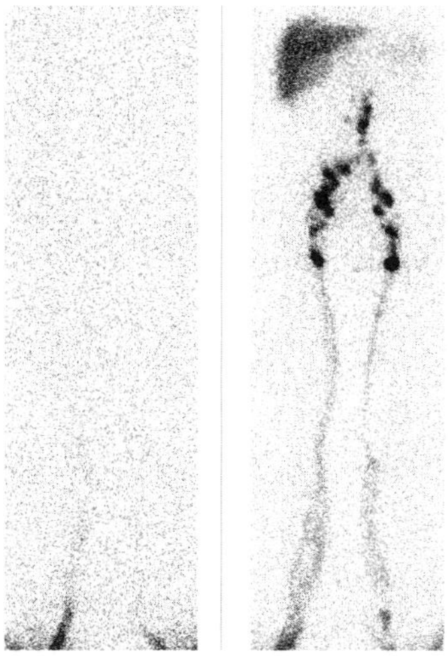

하지 림프선 scan

(8) 담당방사선사 의견 및 확인

2) Spleen scan

RBC 교반 가열

3) Bone marrow scan

실 습

1. 현재 실습병원에서 시행하고 있는 Lympho scintigraphy의 방사성의약품은 무엇인가?

2. 현재 실습병원에서 시행하고 있는 Special Lympho scintigraphy가 있다면 기록한다.

3. 현재 실습병원에서 시행하고 있는 Spleen scan의 방사성의약품 표지법을 알아본다.

4. Bone marrow scan의 방사성의약품과 영상의 특징을 알아본다.

9. 종양, 염증 검사

1) ^{67}Ga-citrate scan

(1) 실습검사명 : 갈륨 scan

(2) 검사 장비명 : Gamma camera / Medium energy collimator

(3) 검사목적 : Lymphoma, 염증

(4) 방사성의약품 투여량 및 투여방법 :

- ^{67}Ga-citrate ________ mCi 정맥주사

(5) 전처치

(6) 검사방법 : 주사 후 24hr, 48hr, 72hr 영상

- 전신 영상, 부위별 영상, SPECT

(7) 결과출력형태(Processing)

- 전신 영상, 부위별 영상, SPECT

(8) 담당방사선사 의견 및 확인

실 습

1. 현재 실습병원에서 갈륨 SPECT를 시행하고 있는가? 언제 시행하는가?

2. 갈륨 scan-전신영상에서 대장방사능이 보일 때 취할 조치를 기록한다.

2) ^{131}I-wholebodyscan

(1) 실습검사명 : ^{131}I 전신 scan

(2) 검사 장비명 : Gamma camera / High energy collimator

(3) 검사목적 : 갑상선암의 전이 및 잔여조직 확인

(4) 방사성의약품 투여량 및 투여방법

- ^{131}I 2mCi 경구투여

(5) 전처치 : ^{131}I 투여 전 3~7일간 옥소함유음식 섭취금지

(6) 검사방법 : 투여 후 48hr or 72hr 영상

- 전신 영상, 부위별 영상

(7) 결과출력형태(Processing)

전신 영상, 부위별 영상

(8) 담당방사선사 의견 및 확인

실 습

1. 현재 실습병원에서 ^{131}I의 경구투여 방법을 알아본다.

2. I-131 전신 scan에서 몸의 형태가 뚜렷하지 않을 때 분해능 및 대조도를 높이기 위한 방법을 알아본다.

3) ^{18}F-FDG PET(or PET-CT)

(1) 실습검사명 : PET(or PET-CT)

(2) 검사 장비명 / 모델명

(3) 검사목적 : 암의 초기 및 재발, 전이 확인, 건강검진

(4) 방사성의약품 투여량 및 투여방법

- ^{18}F - FDG $^{8\sim10m}$Ci 정맥주사

(5) 전처치 : 검사 전 6~8시간 금식, 생수 허용

- 검사 당일 운동 금지

(6) 검사방법 : 투여 후 1hr 전신 영상, 부위별 영상

- Scan speed : 1bed / 2~3min
- 수분섭취
- 키와 몸무게 측정, 혈당검사
- PET-CT의 경우 CT조건 확인

(7) 결과출력형태 (Processing)

- 전신 영상, 부위별 영상
- 영상 fusion, PACS 전송
- SUV 측정

(8) 담당방사선사 의견 및 확인

실 습

1. 현재 실습병원에서 18F-FDG의 주사방법을 알아본다.

2. PET torso시 총 검사시간을 알아본다.

3. 재구성 알고리즘이 무엇인지 알아본다.

4. 수분섭취를 하는가? 그 방법은 무엇인가?

5. 검사를 위해 사용하는 보조 약제들이 있는지 알아본다.

6. 혈당수치는 얼마가 제한점인가?

8. PET-CT의 경우 Kvp, mAs 는 얼마로 설정되어 있는가?

9. PET-CT의 경우 CT조영제 영상을 얻는지 알아본다.

10. 18F-FDG외에 사용하는 방사성의 약품이 있는지 알아본다.

11. PET brain, PET heart의 검사방법을 알아본다.

4) ^{201}Tl-SPECT : 뇌종양에 섭취

- ^{99m}Tc-MIBIscan : 유방암에 섭취

5) ^{99m}Tc-HMPAO WBC scan

- 궤양성 염증

6) ^{131}I-MIBG scan

- 갈색세포종

실 습

1. ^{131}I-MIBG 주사 시 주의사항과 전처치는 무엇인가?

2. 유방암의 ^{99m}Tc-MIBIscan 시 필요한 보조 장치에 대하여 알아본다.

3. WBC scan의 표지법을 조사하고 표지작업에 같이 참여해 본다.

10. 방사성의약품을 이용한 핵의학적 치료

1) 갑상선암 또는 항진증 : ^{131}I

실 습

1. 현재 실습병원에서 시행하고 있는 갑상선암 수술 후 ^{131}I 고선량 치료의 치료 전 환자가 지켜야 할 주의사항은 무엇인가?

2. 현재 실습병원에서 시행하고 있는 ^{131}I 고선량 치료환자의 입원 기간은 얼마인가?

3. 현재 실습병원에서 시행하고 있는 ^{131}I 고선량 치료환자의 퇴원 기준은 무엇인가?

2) ^{89}Sr을 이용한 치료

3) 적혈구 증다증 : ^{32}P

4) 만성 백혈병 : ^{32}P

5) 악성 흉, 복막염 : ^{198}Au

6) ^{166}Ho을 이용한 치료

7) 면역학 치료

11. *In vitro* test - 체외검사

1) 체외검사의 검사 원리에 관하여 알아본다.

2) 현재 실습병원의 체외검사 항목에 관하여 알아본다.

3) 현재 실습병원에서 사용하고 있는 체외검사 장비에 관하여 알아본다.

4) 체외검사의 정도관리(Quality Management)에 관하여 알아본다.

Ⅴ. 실습 REPORT

1. 실습 REPORT form에 따라 실습내용을 기록한다.

2. 실습 REPORT form이 부족 시 copy해서 사용한다.

※ 각 실습병원의 실습 REPORT에 따라 적용한다.

실습 REPORT --- 신티그램

실습장소 : 병원 과(팀) 촬영실 실습분야 :

실 습 일 : 년 월 일 요일(주차 일차)

실습검사명	신티그램	담당방사선사	
검사장비명		실습자	

1. 방사성의약품 :

2. 방사성의약품 제조방법 :

3. 투여량 및 투여방법 :

4. 집적기전(or 원리) :

5. 임상적 이용 :

6. 전처치 :

7. SCAN방법

1) 촬영준비

- 어떤 collimator를 사용했나요?

- Gamma camera 형태는?

  One Head / Dual Head / Triple Head

- 사용된 기기 및 보조기구를 적고 사용방법을 기록하시오.

• 실습내용 :

2) 영상입력법(해당사항을 채우시오)

• matrix size :　　　　　zoom :　　　　　환자 position :

• 입력setting : _____ sec / view or _____ counts / view

• scan speed(전신촬영시) : _______ Cm/min

• Gate 여부 :

• view name : __________ (예 : ant, post 등)

• 실습내용 :

3) Computer display

• computer model :

• 실습 내용:

4) 결과출력

- type : PACS or Film
- Processor type :
- Data 보관방법은?
- 정량분석을 하는가? 한다면 방법을 기록하시오.

- 실습내용 :

8. 특이사항

9. 담당방사선사 의견 및 확인

실습REPORT --- 신티그램

실습장소 : 병원 과(팀) 촬영실 실습분야 :

실 습 일 : 년 월 일 요일(주차 일차)

실습검사명	신티그램	담당방사선사	
검사장비명		실습자	

1. 방사성의약품 :

2. 방사성의약품 제조방법:

3. 투여량 및 투여방법 :

4. 집적기전(or 원리) :

5. 임상적 이용 :

6. 전처치 :

7. SCAN방법

1) 촬영준비

- 어떤 collimator를 사용했나요?

- Gamma camera 형태는?

  One Head / Dual Head / Triple Head

- 사용된 기기 및 보조기구를 적고 사용방법을 기록하시오.

• 실습내용 :

2) 영상입력법(해당사항을 채우시오)

• matrix size :   zoom :   환자 position :

• 입력setting : _____ sec/view or _________ counts/view

• scan speed(전신촬영시) : _________ Cm/min

• Gate 여부 :

• view name : __________ (예 : ant, post 등)

• 실습내용:

3) Computer display

• computer model :

• 실습 내용 :

4) 결과출력

• type : PACS or Film

• Processor type :

- Data 보관방법은?

- 정량분석을 하는가? 한다면 방법을 기록하시오.

- 실습내용 :

8. 특이사항 :

9. 담당방사선사 의견 및 확인 :

실습REPORT --- SPECT

실습장소 : 병원 과(팀) 촬영실 실습분야 :

실습일 : 년 월 일 요일(주차 일차)

실습검사명	SPECT	담당방사선사	
검사장비명		실습자	

1. 방사성의약품 :

2. 방사성의약품 제조방법 :

3. 투여량 및 투여방법 :

4. 집적기전(or 원리) :

5. 임상적 이용 :

6. 전처치 :

7. SPECT방법

1) 촬영준비

- 어떤 collimator를 사용했나요?

- Gamma camera 형태는?

One Head / Dual Head / Triple Head

- 사용된 기기 및 보조기구를 적고 사용방법을 기록하시오

- 실습내용 :

2) 영상입력법(해당사항을 채우시오)

- matrix size : zoom : 환자 position :
- 입력setting : ________ sec /frame(or____________ counts /frame), frame/head(or detector)
- 실습내용 :

3) Computer display

- computer model :

- 실습 내용 :

4) 재구성

- filter name : frequency : order no. :
- attenuation correction :

- 실습내용 :

8. 결과출력 :

- type : PACS or Film
- Processor type :

- Data 보관방법은?

- 정량분석을 하는가? 한다면 방법을 기록하시오.

- 실습내용 :

9. 특이사항 :

10. 담당방사선사 의견 및 확인 :

실습REPORT --- SPECT

실습장소 : 병원 과(팀) 촬영실 실습분야 :

실습일 : 년 월 일 요일(주차 일차)

실습검사명	SPECT	담당방사선사	
검사장비명		실습자	

1. 방사성의약품 :

2. 방사성의약품 제조방법:

3. 투여량 및 투여방법 :

4. 집적기전(or 원리) :

5. 임상적 이용 :

6. 전처치 :

7. SPECT방법

1) 촬영준비

- 어떤 collimator를 사용했나요?.

- Gamma camera 형태는?

  One Head / Dual Head / Triple Head

- 사용된 기기 및 보조기구를 적고 사용방법을 기록하시오

- 실습내용 :

2) 영상입력법(해당사항을 채우시오)

- matrix size : zoom : 환자 position :
- 입력setting : _______ sec / frame(or ________ counts /frame), frame/head(or detector)
- 실습내용 :

3) Computer display

- computer model :

- 실습 내용 :

4) 재구성

- filter name :　　　　frequency :　　　　order no. :
- attenuation correction :
- 실습내용 :

8. 결과출력 :

- type : PACS or Film
- Processor type :
- Data 보관방법은?
- 정량분석을 하는가? 한다면 방법을 기록하시오.
- 실습내용 :

9. 특이사항 :

10. 담당방사선사 의견 및 확인 :

실습 REPORT --- PET

실습장소 :　　　병원　　　과(팀)　　촬영실　실습분야 :

실습일 :　　　년　　월　　일　　요일(　　　주차　　　일차)

실습검사명	PET	담당방사선사	
검사장비명		실습자	

1. 방사성의약품 :

2. 방사성의약품 제조방법 :

3. 투여량 및 투여방법 :

4. 집적기전(or 원리) :

5. 임상적 이용 :

6. 전처치 :

7. PET방법

1) 촬영준비

- 사용된 기기 및 보조기구를 적고 사용방법을 기록하시오.

- 실습내용 :

2) 영상입력법(해당사항을 채우시오)

- matrix size :　　　　　zoom :　　　　　환자 position :
- 입력setting :_______sec /frame(or _____ counts /frame)

• 실습내용 :

3) Computer display

• computer model :

• 실습 내용 :

4) 재구성

• filter name : frequency : order no. :

• attenuation correction :

• 실습내용:

8. 결과출력 :

• type : PACS or Film

• Processor type :

• Data 보관방법은?

- 정량분석을 하는가? 한다면 방법을 기록하시오.

- 실습내용 :

9. 특이사항 :

10. 담당방사선사 의견 및 확인 :

실습REPORT --- 방사성의약품 정도관리

실습장소 : 병원 과(팀) 촬영실 실습분야 :

실습일 : 년 월 일 요일(주차 일차)

실습검사명	방사성의약품의 정도관리	담당방사선사	
방사성의명		실습자	

1. 방사성의약품 표지방법:

2. 정도관리를 위한 준비물

3. 정도관리방법

4. 결과

5. 특이사항

6. 담당방사선사 의견 및 확인

실습REPORT --- Gamma Camera정도관리

실습장소 : 병원 과(팀) 촬영실 실습분야 :

실습일 : 년 월 일 요일(주차 일차)

실습검사명	감마카메라의 정도관리	담당방사선사	
정도관리명		실습자	

1. 목적

2. 정도관리를 위한 준비물

3. 방법

4. 분석

5. 고찰

6. 특이사항

7. 담당방사선사 의견 및 확인

실습REPORT --- PET or PET-CT정도관리

실습장소 : 병원 과(팀) 실(센터) 실습분야 :

실습일 : 년 월 일 요일(주차 일차)

실습검사명	PET or PET-CT정도관리	담당방사선사	
정도관리명		실습자	

1. 목적

2. 정도관리를 위한 준비물

3. 방법

4. 분석

5. 고찰

6. 특이사항

7. 담당방사선사 의견 및 확인

실습평가표(예시)

핵의학

평가내용		평점		
항목	세부내용	잘함(2)	보통(1)	부족(0)
실습태도에 관한 사항(6)	– 품위(복장) 및 사전준비 정도			
	– 지도 평가에 대한 태도			
	– 적극성 및 탐구의욕 정도			
학습숙지에 관한 사항(6)	– 기본지식의 숙지정도			
	– 응용지식의 숙지정도			
	– 과제물의 이행 및 숙지정도			
대인관계에 관한 사항(6)	– 동료, 직원, 방사선사와의 관계			
	– 환자(보호자)와의 관계			
	– 환자응대 정도			
검사에 관한 사항(6)	– 전처치의 이해와 임상적용 정도			
	– 검사별 방사성의약품의 선택 정도			
	– 실제 환자의 검사시 업무이행 정도			
검사장비에 관한 사항(6)	– 감마카메라의 구조이해 및 취급정도			
	– 계측기의 이해와 선택 정도			
	– 의료용컴퓨터의 이해와 사용능력			
출결사항 (20)	정시출석 : (　) 회, 결석 : (　) 회	매우잘함 (20), 잘함 (18), 보통 (16), 못함 (12), 아주못함 (10) (　) 점		
	지각 : (　) 회, 조퇴 : (　) 회			
	기타 : (　) 회			
비 고	기준 : 성적 30 + 출석 20 = 50 점 만점	총 점 : (　) 점		

20　년　월　일

평가자 : ________ 병원

________ (인)

MEMO

MEMO

방사선임상실습지침서

2008년 12월 20일 초판발행
2011년 01월 20일 초판2쇄발행
2020년 03월 10일 초판3쇄발행

지은이 : 방사선임상실습연구회
펴낸이 : 이상태
펴낸곳 : 청구문화사
주　소 : (03706) 서울특별시 서대문구 성산로11길 15
전　화 : 02) 332-0541(代)　　FAX : 02) 337-9577
등　록 : 1990년 11월 2일 제9-247호

정가 20,000원

ISBN 978-89-5616-281-2 93510

※ 낙장이나 파본은 교환해 드립니다.
※ 본 도서의 무단복제나 전재를 법으로 금합니다.